现代医学影像诊断学

XIANDAI YIXUE YINGXIANG ZHENDUAN XUE

刘善平　等　主编

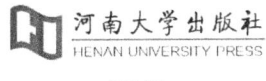

·郑州·

图书在版编目(CIP)数据

现代医学影像诊断学/刘善平等主编.--郑州：河南大学出版社,2024.10.--ISBN 978-7-5649-6099-5

Ⅰ.R445

中国国家版本馆 CIP 数据核字第 2024DG2272 号

责任编辑 孙增科
责任校对 陈　巧
封面设计 张　婷

出　　版	河南大学出版社		
	地址：郑州市郑东新区商务外环中华大厦 2401 号	邮编：450046	
	电话：0371-86059701(营销部)	网址：hupress.henu.edu.cn	
印　　刷	广东虎彩云印刷有限公司		
版　　次	2024 年 10 月第 1 版	印　次	2024 年 10 月第 1 次印刷
开　　本	787 mm×1092 mm　1/16	印　张	6.25
字　　数	168 千字	定　价	36.00 元

(本书如有印装质量问题,请与河南大学出版社营销部联系调换。)

编 委 会

主　编　刘善平　新泰市人民医院
　　　　　　王秀杰　山东招远市人民医院
　　　　　　周　瑜　重庆市江津区中医院
　　　　　　耿志君　潍坊市妇幼保健院
　　　　　　庄晓萍　潍坊市妇幼保健院
　　　　　　贾建国　济宁泗水县人民医院

副主编　刘敬敬　滨城区市立医院
　　　　　　张玉琦　青岛市市北区老年病医院（青岛市市北区人民医院）
　　　　　　王　冠　滕州市中心人民医院
　　　　　　徐玉华　济南高新区遥墙街道办事处社区卫生服务中心
　　　　　　余小芳　南昌市洪都中医院

前言

近年来,随着科学技术的不断进步,医学影像学得到了空前的发展,医学影像诊断的新方法、新技术层出不穷,使医学影像学不仅在诊断中发挥着越来越重要的作用,而且逐渐成为科学研究的重要手段和现代医学的重要支柱。

本书以各类常见疾病的影像学诊断为主要内容,对各种疾病的医学影像学表现特征进行描述,便于临床医师灵活地掌握医学影像技术,有效地指导临床实践。本书内容既简明扼要,又有一定的理论高度,注重理论联系实际,对医学影像专业的知识进行了系统的总结,深入浅出,使读者学而能用,用有所据,对医学影像学的发展有重要的推动作用。

由于时间仓促,书中可能有遗漏或不足,敬请广大读者提出宝贵的修改意见,使之不断完善。

编者

2024 年 4 月

目 录

第一章 呼吸系统疾病的影像诊断 ... 1
- 第一节 支气管扩张症 ... 1
- 第二节 慢性阻塞性肺疾病 ... 2
- 第三节 肺间质纤维化 ... 4
- 第四节 肺炎 ... 7
- 第五节 肺脓肿 ... 11
- 第六节 肺结核 ... 12
- 第七节 原发性支气管肺癌 ... 17
- 第八节 纵隔原发肿瘤 ... 29

第二章 消化系统疾病的影像诊断 ... 33
- 第一节 食管癌 ... 33
- 第二节 胃癌 ... 37
- 第三节 结直肠癌 ... 41
- 第四节 肝脓肿 ... 46
- 第五节 肝硬化 ... 48
- 第六节 原发性肝癌 ... 50
- 第七节 胆石症 ... 60
- 第八节 胰腺癌 ... 62

第三章 循环系统疾病的影像诊断 ... 67
- 第一节 房、室间隔缺损 ... 67
- 第二节 冠状动脉粥样硬化性心脏病 ... 69
- 第三节 肺源性心脏病 ... 71
- 第四节 缩窄性心包炎 ... 73
- 第五节 主动脉夹层 ... 74
- 第六节 肺动脉栓塞 ... 76

第四章 骨关节疾病的影像诊断 ... 78
- 第一节 骨与关节外伤 ... 78
- 第二节 膝关节损伤 ... 81
- 第三节 关节软骨损伤 ... 86

第五章 前列腺疾病的影像诊断 …………………………………………………………… 89
第一节 前列腺增生 …………………………………………………………………… 89
第二节 前列腺癌 ……………………………………………………………………… 90
参考文献 …………………………………………………………………………………… 91

第一章 呼吸系统疾病的影像诊断

第一节 支气管扩张症

一、概述

支气管扩张指支气管腔的持久性扩张、变形，多数为肺段以下的3～6级小支气管。少数为先天性，多数为后天性，后天性支气管扩张可见于慢性化脓性疾病。

本病的主要临床症状为咳嗽、咳脓痰，痰量根据病变的严重程度而异。50%的老年患者有咯血，但少见于儿童。若病变广泛，可出现气短，约1/3患者出现杵状指。查体时约60%病例在两侧肺基底部可闻及爆裂音，在肺功能检查中常有中到重度的气道阻塞性改变，而这种气流阻塞主要来自小气道炎症，并和在高分辨率CT(HRCT)上的支气管扩张的范围有关；当发生广泛的支气管扩张时，由于支气管黏膜增厚和管腔内的痰液潴留也可以导致肺功能的限制性改变，40%病例伴有气道高反应性，在组胺激发后其第1秒用力呼气容积(FEV_1)减少20%，高反应性可能继发于慢性支气管炎症。最重要的并发症是反复的肺炎、肺气肿、气胸和肺脓肿。

支气管扩张易侵犯中等大小的支气管，原因是主、叶、段支气管软骨较厚、较硬，对扩张的抵抗力较大，而在严重支气管扩张的患者中，远端小支气管常有闭塞，数量减少，故仅中等大小的支气管才能明显地扩张，并向胸膜方向延伸。支气管扩张的部位常与病因有关，在化脓性细菌和病毒感染所致患者中，多见于两下肺；继发于结核或其他肉芽肿病者，多见于上叶和下叶背段。过敏性支气管肺曲菌病可引起肺中央部的支气管扩张，而肺周围部支气管不扩张。无论是特发性还是有不同病因的支气管扩张，其组织病理学的表现都是一样的，即支气管管壁有单核细胞浸润，在严重病例中，纤毛上皮变性退化，代之以鳞状或柱状上皮。最后，支气管壁的弹力层丧失，支气管肌肉和软骨破坏。在切除标本上还可见到细支气管闭塞。支气管扩张附近的肺多不正常，包括肺容积减少、纤维化、肺气肿和急、慢性炎症。

Reid根据支气管扩张的严重程度和远侧支气管、细支气管的闭塞程度结合病理和支气管造影所见，把本病分为三型。①柱状支气管扩张：支气管径轻度增大，边缘平整，扩张远端呈方形，并突然中断。②曲张型支气管扩张：扩张程度较柱状者为大，由于同时有局部较狭窄处，使外缘呈静脉曲张样的不规整状，扩张远端呈球形，其远侧支气管闭塞也较柱状为重。③囊状支气管扩张：扩张支气管的外缘呈球状，越向周围其扩张程度越大，可使囊腔直接位于胸膜下。三种形态的支气管扩张可在同一患者中混合存在。但是这种分型在临床上的重要性不大，临床上重要的是判断有无支气管扩张。若有则检查其范围如何，以决定是否需要手术治疗。

二、影像检查方法的选择

胸部CT(计算机断层扫描)是诊断支气管扩张最常用的影像学检查方法。X线胸部检查应用较少。

三、影像学表现

(一)X 线表现

1.特征性表现

小囊状或蜂窝状阴影,囊内可有气-液平面。

2.非特异性征象

常伴有肺纹理粗乱、肺内小斑片、肺不张等。

(二)CT 表现

1.柱状支气管扩张

柱状支气管扩张多发生于 3~5 级支气管,表现为支气管的内径大于伴随肺动脉的直径。当柱状扩张的支气管平行于扫描层面时呈"轨道征",垂直时呈"印戒征"。

2.曲张型支气管扩张

曲张型支气管扩张多发生于 4~5 级支气管,扩张的支气管平行于扫描层面时呈串珠状,垂直时呈粗细不均的囊柱状扩张。

3.囊状支气管扩张

囊状支气管扩张多见于 5~6 级以下或末端支气管,表现为薄壁或厚壁囊腔。合并感染时,其内可出现气-液平面。串状囊腔、簇状囊腔可呈葡萄串样,称为葡萄串征。

4.常见伴发征象

(1)指套征:表现为扩张的支气管内气体消失,而呈 Y 形或 V 形高密度影,为分泌物潴留于支气管内形成的支气管内黏液栓。

(2)肺实变:支气管感染波及周围的肺泡及呼吸性细支气管时可伴发。

(3)节段性肺不张:表现为支气管并拢,相邻肺叶代偿性肺气肿,为支气管周围纤维化引起的瘢痕性不张。

四、鉴别诊断

胸部 CT 诊断支气管扩张的特异性较高。根据慢性病史,咳嗽、咳脓痰和咯血,杵状指,以及典型影像表现,诊断多不难,但需要与肺含气囊肿、肺大疱、肺脓肿、结核性空洞及囊性转移瘤等相鉴别。

第二节　慢性阻塞性肺疾病

一、概述

慢性阻塞性肺疾病(COPD)是一组以气流受限为特征的常见的肺部疾病。该病气流受限不完全可逆,呈进行性发展,但可以预防和治疗。该疾病患病人数多,死亡率高,已成为一个重要的公共卫生问题。COPD 的确切病因尚不清楚,但认为与肺部对烟雾等有害气体或有害颗粒的异常炎症反应有关,这些反应受个体易感因素以及环境因素的影响。某些遗传因素、支气管哮喘、环境因素、炎症反应、肺部的蛋白酶和抗蛋白酶失衡、氧化与抗氧化失衡,以及自主神经系统功能紊乱(如胆碱能神经受体分布异常)等在COPD发病中起一定作用。

COPD的病理学改变主要为慢性支气管炎及肺气肿的病理变化,存在于中央气道、外周气道、肺实质和肺的血管系统。临床起病缓慢、病程较长,主要症状包括慢性咳嗽、咳痰、气短或呼吸困难、喘息和胸闷,以及在较重患者可能会发生全身性症状如体重下降、食欲减退、外周肌肉萎缩和功能障碍、精神抑郁和(或)焦虑等。肺功能检查是判断气流受限的客观指标,对COPD的诊断、严重程度评价、疾病进展、预后及治疗等均有重要意义。

二、影像检查方法的选择

胸部X线检查对确定肺部并发症及与其他疾病(如肺间质纤维化、肺结核等)鉴别有重要意义。CT检查一般不作为常规检查,但鉴别诊断较有效,HRCT能有效观察支气管病变及其继发肺部表现,能直接显示肺的破坏区域。CT可以估计肺气肿的范围及程度,还可以根据病变与肺小叶的关系对较早期的肺气肿进行分型。

三、影像学表现

(一)X线表现

早期COPD胸片可无明显变化,以后出现肺纹理增多、紊乱等非特征性改变。COPD的主要X线征象是肺气肿,胸片上主要表现为肺过度充气及心血管改变。肺过度充气可表现为容积增大、肺野透亮度增高、胸廓前后径加大、肋间隙增宽、肋骨走向变平以及横膈位置低平等,有时可见肺大疱形成。心血管改变表现为心脏悬垂狭长,肺门血管纹理呈残根状,肺野外周血管纹理纤细稀少等。并发肺动脉高压和肺源性心脏病时,除右心增大的X线征象外,还可有肺动脉圆锥膨隆,肺门血管影扩大及右下肺动脉增粗等。

(二)CT表现

1.刀鞘状气管

刀鞘状气管见于胸段气管。气管横断面图像呈现矢状径明显增大而冠状径变小,冠状径与矢状径之比在0.5以下。此征缺乏特异性,亦可见于其他慢性阻塞性肺疾病(COPD),是由于长期肺气肿,胸腔内压力增高、气管两侧壁受挤压所致。

2.支气管壁改变

(1)支气管壁增厚:支气管壁增厚,管腔出现不同程度的狭窄或扩张,多见于两肺下部的中、小支气管,以HRCT显示较好。炎性增厚的支气管壁表现为支气管走行部位相互平行的线状影,即轨道征,若与扫描层面垂直,横轴位上表现为环状。支气管扩张以轻度柱状扩张多见,管壁增厚,管腔横径大于伴行的肺动脉。HRCT可以观察到支气管壁增厚,但可靠性不足,因为支气管壁增厚也可见于无呼吸道症状的人群。

(2)支气管壁溃疡和憩室:急性期COPD患者支气管可以出现溃疡和憩室,CT表现为支气管壁不光整或局限性内陷。

(3)马赛克征:HRCT上出现不规则补丁状或地图状高密度和低密度相间的阴影,以呼气末期扫描更易显示。高密度区为通气正常、血液灌注较多的区域;低密度区为通气不良、空气潴留和血液灌注较少的区域。有时可见细支气管壁毛糙、增厚,可见多处溃疡及憩室形成,相应肺动脉变细,呈马赛克样表现,称马赛克征。支气管病变引起支气管狭窄、阻塞造成局部空气潴留和通气不良,造成病变区肺组织反射性低灌注,导致肺循环的血液再分配到通气正常的区域内。常为肺段或小叶分布，此征象为非特异性，其他阻塞性肺疾病也可以出现。

(4)肺气肿征：表现为无壁的囊状低密度区，根据小叶分布特点可分为小叶中央型、全小叶型和间隔旁型肺气肿。①小叶中央型肺气肿：表现为肺内直径>10 mm 的局限性囊样病变，部分融合成簇状，通常没有可辨别的壁，周围为正常或基本正常的肺组织，HRCT 显示较清晰。重度肺气肿时破坏区融合，病灶在小叶中央分布，病变广泛，周围缺乏正常肺组织作为密度对比，此时，可表现为血管纹理稀疏。②全小叶型肺气肿：表现为较弥漫的肺密度减低区，多发融合的囊状病变无明确边界。病变区域内肺血管纹理稀疏、扭曲、断裂，周围几乎无正常肺组织，形成弥漫性的"简化肺结构"，即病变区仅剩下血管、小叶间隔和支气管等肺内支持结构，容易和正常肺实质区分。病变往往以肺下叶较严重。③间隔旁型肺气肿：表现为肺野外带胸膜下或叶间裂胸膜下灶性分布的低密度灶，可有薄壁，其间隔形成与胸膜垂直的细线状影。间隔旁型肺气肿可散在分布于其他正常肺结构内，也可与小叶中央型和全小叶型肺气肿共存。肺大疱常作为间隔旁型肺气肿的一种表现，但也可以出现在各型肺气肿中，或单独存在，青年人多见。CT 主要表现位于胸膜下，直径为 1~2 cm 的局限性低密度区，常可见薄壁，壁薄<1 mm。

COPD 胸片和 CT 表现均非特异性，上述征象可见于各种阻塞性小气道病变中。其诊断更多依赖于临床及肺功能检查，当慢性支气管炎、肺气肿患者肺功能检查出现气流受限，并且不能完全可逆时，则可诊断为 COPD。如只有慢性支气管炎和(或)肺气肿，而无气流受限，则不能诊断为 COPD。一些已知病因或具有特征病理表现的气流受限疾病，如支气管扩张症、肺结核纤维化病变、肺囊性纤维化、弥漫性细支气管炎，以及闭塞性细支气管炎等，均不属于 COPD。胸片和 CT 更多用于鉴别诊断。

四、鉴别诊断

影像学上，COPD 应与支气管哮喘、支气管扩张症、闭塞性细支气管炎和弥漫性细支气管炎等鉴别。与支气管哮喘的鉴别有时存在一定困难，COPD 多于中年后起病，哮喘则多在儿童或青少年期起病；COPD 症状缓慢进展，逐渐加重，哮喘则症状起伏大；COPD 多有长期吸烟史或(和)有害气体、颗粒接触史，哮喘则常伴过敏体质、过敏性鼻炎和(或)湿疹等，部分患者有哮喘家族史；COPD 时气流受限基本为不可逆性，哮喘时则多为可逆性。然而，部分病程长的哮喘患者已发生气道重塑，气流受限不能完全逆转；而少数 COPD 患者伴有气道高反应性，气流受限部分可逆。此时应根据临床及实验室所见全面分析，必要时做支气管舒张试验和(或)检测呼气流量峰值(PEF)昼夜变异率来进行鉴别。在少部分患者中这两种疾病可以重叠存在。

第三节 肺间质纤维化

一、概述

肺间质纤维化并不是一个独立的疾病，而是多种间质性肺疾病的演变结果，文献报告多达 200 多个疾病可导致肺间质纤维化。尽管每一种疾病的临床表现、实验室检查和病理学改变有各自的特点，但它们具有一些共同的临床、呼吸病理生理学和胸部影像学特征。根据其发病原因不同，肺间质纤维化可分为特发性肺间质纤维化和继发性肺间质纤维化两大类。前者原因不明，后者病因明确,在此重点介绍特发性肺间质纤维化。

特发性肺间质纤维化(IPF)又称特发性间质性肺炎,好发年龄为30~50岁,男女无差别。病变局限于肺部,常引起弥漫性肺纤维化,导致肺功能损害和呼吸困难。IPF通常隐匿起病,主要症状是干咳和劳力性气促。病变常进行性发展,进展速度因人而异,经过数月至数年发展为呼吸衰竭和肺心病。IPF临床表现无特异性,排除其他原因引起的肺间质纤维化方可诊断。诊断主要根据临床特征、胸部X线及CT表现、肺通气及弥散功能、病理活检等。肺功能检查有限制性通气功能障碍伴弥散功能下降。

二、影像检查方法的选择

常规X线胸片检查是诊断的基本方法,检查的主要目的是明确胸部病变范围,病变的筛查,随访复查,并判断疗效。X线检查的不足之处是早期肺泡炎症不能显示异常,细微病灶易漏诊,对病灶的定位及定性诊断有一定困难。有些患者虽然已有一定程度的肺功能损害而有呼吸系统症状,但胸部平片上异常影像甚少,甚至表现为基本正常。另外有些病变虽然胸部平片有异常表现,但不能反映特征性的改变,需要进一步行CT检查。CT能显示平片上被横膈、纵隔或心脏遮蔽的病灶;而且能明确显示病灶的形态和分布。CT能显示病变的特征及好发部位,对诊断很有帮助。但常规CT不能显示小叶水平的病变及细微的间质及结节改变。HRCT能显示小叶间隔增厚的表现,以及细网织影与细微结节,且对磨玻璃样阴影显示比常规CT清楚。磨玻璃样阴影可反映病变的活动性,对肺的活检部位的选择有帮助。磁共振成像(MRI)能显示磨玻璃样改变及肺实变的情况,但显示正常的肺实质、精细的间质结构及轻度间质性病变方面比CT差。

三、影像学表现

IPF的X线和CT特征性表现是肺底和肺野外带为主的网状和蜂窝状改变,部分可有磨玻璃样阴影。

(一)X线表现

病变早期X线表现可正常或仅见两肺中下野细小云雾状网织阴影,进一步进展则见纤维化愈趋明显,可出现不对称性、弥漫性网状、条索状及网织结节状阴影,可扩大至上肺野。晚期结节状阴影增大,同时伴有广泛厚壁囊状阴影,形成蜂窝状改变,故称蜂窝肺。并发阻塞性肺气肿时,可见肺野透亮度增强。当肺纤维化严重时可发生肺动脉高压和肺源性心脏病。

(二)CT表现

CT比X线胸片能更早发现肺间质纤维化病变及更准确地了解病变的分布,因此用于早期诊断及鉴别诊断。

1.磨玻璃样阴影及实变影

病变早期可见淡薄云絮状阴影,其内血管纹理仍可见到,即在CT上呈磨玻璃样改变。边缘模糊,形态不规则,系由肺泡壁、间隔性间质轻度增厚或肺内含气间隙内部分充盈液体或细胞成分所致。当其间隙内空气完全被液体和(或)细胞成分所取代,则形成肺实变阴影。如小叶部分实变,则边缘不清;如全小叶实变,则边界清楚,密度均匀,内可见含气支气管影,支气管血管束增粗。多发生在两肺下叶后外基底段,尤以后基底段多见。随病变发展,小叶实变相互融合成肺段甚至肺叶实变。病变肺段或肺叶体积缩小,邻近肺野代偿性肺气肿而表现为含气量增加,肺血管稀疏。

2.线状影

胸膜下的小叶间隔增厚,表现为与胸膜面垂直的细线状影,长 1～2 cm,宽约 1 mm,两肺下叶比较多见。两肺中内带区域的小叶间隔增厚则表现为分支状细线状影。

3.胸膜下弧线状影

其表现为与胸壁平行的弧线状影,位于胸膜下 0.5 cm 以内,长 5～10 cm,边缘较清楚或模糊,多见于两肺后、外部。

4.蜂窝状影

蜂窝状影见于病变后期,表现为大小不等的圆形或椭圆形含气囊腔,壁较薄而清楚,与正常肺交界面清楚,主要分布于两肺基底部胸膜下区,从胸膜下至肺门病变逐渐减轻。

5.小结节影

在蜂窝状、网状和线状影的基础上,可见少量小结节影,边缘较清楚,并非真正的间质内结节,而是纤维条索病变在横断面的表现,或相互交织而形成。小结节影以两肺下叶多见。

6.肺气肿

小叶中央型肺气肿表现为散在的、直径 2～4 mm 的圆形低密度区,无明确边缘,多见于肺野外带,但随病变发展可逐渐见于肺中央部。有时胸膜下可见直径 1～2 cm 的圆形或类圆形肺气囊。

7.支气管扩张

支气管扩张常见于肺间质纤维化较严重的部位,多为肺段及肺段以下的支气管扩张,多数为柱状支气管扩张,可与支气管扭曲、并拢并存。

四、鉴别诊断

特发性肺间质纤维化的影像学表现并无特异性,但病变的分布主要在两肺下部的外带区,即使累及肺中央部,也表现为病变从胸膜下至肺门逐渐减轻的规律,可提示本病的可能。IPF 的病种繁多,应根据病史、各项临床及实验室检查、外科肺活检,结合影像学表现进行分析并做出诊断。需与本病鉴别的主要有以下几种疾病。

(一)类风湿性肺病

类风湿性疾病在肺部引起的广泛性肺间质纤维化,最后发展为蜂窝肺,与特发性肺间质纤维化相似。但前者有渐进性坏死结节即类风湿性肉芽肿及胸腔积液表现,有别于特发性肺间质纤维化。

(二)系统性红斑狼疮

系统性红斑狼疮的胸部表现以心肌炎所致的心脏增大、心包积液、节段性盘状肺不张、间质性肺炎和胸腔积液等所见为特征,可与特发性肺间质纤维化鉴别。

(三)系统性硬化病

系统性硬化病的肺间质纤维化发展至晚期可出现蜂窝肺,影像学表现不具有特征性,其诊断必须结合临床,综合皮肤、关节、肌肉、内脏等系统的表现,以及实验室检查。

第四节 肺 炎

肺炎的发病率和死亡率高,以细菌性肺炎最为常见。按解剖学可分为大叶性肺炎、小叶性肺炎和间质性肺炎等。肺炎的主要症状是发热、咳嗽、咯血及胸痛。实验室检查白细胞计数常升高,血沉加快。临床治疗主要为抗感染、对症支持和并发症的处理。

一、大叶性肺炎

(一)概述

大叶性肺炎为细菌引起的急性肺部炎症,多见于青壮年,主要致病菌为肺炎链球菌,冬、春季节发病较多。大叶性肺炎的炎性渗出主要在肺泡,病理改变可分为四期:充血期、红色肝样变期、灰色肝样变期、消散期。临床上起病急,以突然高热、恶寒、胸痛、咳嗽、咳铁锈色痰为临床特征。

(二)影像检查方法的选择

X线检查是大叶性肺炎的首选检查方法,具有简便、快速、经济等优点,但对早期病变不敏感。CT用于大叶性肺炎检查的目的有以下几点。①发现空洞:对于临床及X线已确诊的大叶性肺炎,CT检查可以明确病变是否有肺脓肿形成。②鉴别诊断:有些吸收较慢的大叶性肺炎需与肺癌合并肺炎或肺癌合并肺不张鉴别,或与肺结核鉴别时,通常应用CT检查进一步了解病变的内部和病变的周边部改变,为鉴别诊断提供更多的信息。③发现早期病变:显示肺内早期改变较X线敏感,可发现散在磨玻璃样改变,局部肺纹理增多。

(三)影像学表现

1.X线表现

大叶性肺炎的X线表现通常较临床症状出现为晚。充血期常无异常发现,可仅见局限性肺纹理增强、肺透亮度减低或磨玻璃阴影。实变期(包括红色肝样变期及灰色肝样变期)表现为密度均匀的致密阴影,形态与肺叶或肺段的轮廓相符合。病变区的肺血管造影通常被遮盖而难以显示,有时致密阴影内见透亮的支气管影,称空气支气管征或支气管气相。病变靠近叶间裂或胸膜的一侧显示有鲜明平直的界线,而在其他部分则表现为模糊不清,外围阴影逐渐变淡。近年来,抗生素的广泛应用,往往使大叶性肺炎的发展被抑制,因而失去其典型的临床及X线表现,病变多局限在肺叶的一部分或某一肺段。消散期则表现为实变阴影的密度逐渐不均匀性降低、范围缩小,使病变呈散在、大小不一和分布不规则的斑片状阴影。进一步吸收后病变区出现条索状阴影,其后逐渐恢复正常。一般多在两周内吸收,有的可延迟1~2个月吸收。临床症状减轻一般比阴影消失早。在与病变邻接的叶间裂处可遗留有增厚的胸膜影。少数病例可演变为机化性肺炎。

2.CT表现

病变多以肺叶或肺段分布,小部分呈球形肺炎改变。病变中可见空气支气管征,支气管多无狭窄或阻塞。病变密度均匀,边缘平直,边界模糊或清晰。实变的肺叶体积通常与正常时相等或略小。消散期病变呈散在的、大小不一的斑片状阴影,进一步吸收仅见条索状阴影或病灶完全消失。

(四)鉴别诊断

大叶性肺炎患者临床症状较典型,实变期的影像学表现亦较典型,所以诊断一般不难。根据胸片表现,大叶性肺炎实变期可误诊为大叶性干酪性肺炎、肺不张、肺硬变及肺炎型肺癌。如位于上叶的大叶性肺炎消散期往往易与肺结核的表现相混淆;位于下叶者易误诊为支气管肺炎。亚肺段病变范围小且位于肺叶中部时,则仅表现为一片渗出性病变的阴影,中央密度较高,周围模糊不规则,和局限性融合的支气管肺炎或节段性支原体肺炎相似,有时在形态上不易区别。在诊断大叶性肺炎时,需结合临床症状、病史和实验室检查方可做出正确诊断,减少误诊。

二、支气管肺炎

(一)概述

支气管肺炎又称小叶性肺炎,常见的致病菌为链球菌、葡萄球菌和肺炎双球菌等。支气管肺炎多见于婴幼儿、老年人和极度衰弱的患者,或为手术后的并发症。支气管肺炎以细支气管为中心,经过终末细支气管延及肺泡,在支气管和肺泡内产生炎性渗出物。临床表现较重,多有高热、咳嗽、咳泡沫样黏痰或脓痰,并伴有呼吸困难、发绀及胸痛等;胸部听诊有中、小水泡音。极度衰弱的老年患者,因机体反应性低,体温可不升高,血白细胞计数也可不增多。

(二)影像检查方法的选择

X线检查是支气管肺炎的首选方法,由于支气管肺炎多见于婴幼儿和极度衰弱的患者,所以常采用仰卧前后位,CT检查常用于X线检查诊断不明确或无阳性发现的患者。

(三)影像学表现

1.X线表现

(1)肺纹理增粗:这是病原菌引起的支气管炎和支气管周围炎的表现,X线表现为肺纹理增粗,边缘模糊。

(2)斑片状阴影:沿支气管分布的斑点状或斑片状密度增高阴影,边缘模糊不清,直径6~8 mm者为腺泡肺泡炎;10~25 mm者为小叶肺泡炎;大片状病变为多数小叶肺泡炎相互重叠影像,密度多不均匀。病灶多见于两肺中下野的内、中带,肺叶后部病变较前部多。一般在1~2周内可吸收。

(3)空洞:以金黄色葡萄球菌及链球菌引起的支气管炎多见,肺部坏死液化形成空洞,表现为斑片状阴影中环形透亮影,有时在空洞周围可见肺气囊。肺气囊是由于金黄色葡萄球菌感染支气管周围肺组织,导致中心液化坏死,并与支气管相通而形成的。在影像学上,肺气囊表现为多发、环形、薄壁的空腔,大小、数目、位置可随时间不同而表现不同,变化快。

(4)肺气肿、肺不张:支气管炎性阻塞可引起小叶性或节段性肺气肿或肺不张,表现为两肺透亮度增高或三角形致密影,常见于小儿支气管肺炎。

(5)胸膜改变:肺炎累及胸膜时,X线可表现为数量不等的胸腔积液或胸膜增厚。

2.CT表现

腺泡肺泡炎时表现为肺野内的小结节影,边缘模糊,病变位于肺野外带时可呈"树芽征"。病变发展,病灶融合成分散的小片状实变影,或融合成大片状阴影,边缘不清,两下肺明显。小片状实变影的周围,常伴阻塞性肺气肿或肺不张,健侧肺也可见代偿性肺气肿表现。局限性肺不张与正常含气区域形成明显的密度对比,呈马赛克征。有的病例可出现大小不等的小空洞,有的病例可出现胸腔积液。

(四)鉴别诊断

支气管肺炎好发于两肺中下野的内、中带,病灶沿支气管分布,呈多发散在小的斑片状形态,常合并阻塞性肺气肿或小叶肺不张,是本病典型表现。临床多见于婴幼儿及年老体弱者。有相应的临床症状和体征,多可做出诊断。但有时易与肺结核、吸入性肺炎及肺出血相混淆,须结合临床病史、实验室检查及病原体检测才能确诊。

三、间质性肺炎

(一)概述

间质性肺炎系肺间质的炎症,可由细菌或病毒感染所致。多见于小儿,常继发于麻疹、百日咳或流行性感冒等急性传染病。病理特征为炎症主要累及支气管和血管周围、肺泡间隔、肺泡壁、小叶间隔等肺间质,而肺泡则很少受累或不被累及。临床表现包括发热、气急、发绀、咳嗽,以及鼻翼扇动等,临床症状明显而呼吸系统体征较少。在婴幼儿,由于肺间质组织发育良好,血供丰富,而肺泡弹性组织不发达,故当间质发生炎症时,呼吸急促等缺氧症状比较显著。

(二)影像检查方法的选择

X线检查简便、快速,但不能发现早期间质性肺炎的改变,对疾病的诊断及预后判断也存在一定的困难,HRCT是诊断间质性肺炎最有效的影像学检查手段。

(三)影像学表现

1.X线表现

(1)病变分布:较广泛,多累及两侧,好发于两肺门区附近及肺下野。

(2)病变形态:病变累及的间质部位不同,X线显示的形态亦不同。后面是不同间质部位的病变位于支气管、血管周围的间质炎症呈纤细条纹状密度增高,边缘清晰或略模糊,其行径僵直,可数条互相交错或两条平行。位于肺门区尚可见支气管断面所致的厚壁环状影,称为"袖口征"。位于终末细支气管以下的肺间质病变显示为短条状,相互交织成网状的密度增高影,其内可见间质增厚所构成的大小均匀而分布不均匀的小结节状密度增高阴影。有时肺野内可见广泛的细小结节状影,大小一致、分布不均,但肺尖及两肺外带常不受累。

(3)肺门改变:由于肺门周围间质的炎性浸润,以及肺门淋巴结炎,造成肺门阴影增大,密度增加,但结构不清,且肺门边缘轮廓模糊。增大的肺门淋巴结位于杂乱的肺门阴影之内,往往不易辨认。

(4)阻塞征象:细支气管中的炎性分泌物阻塞可引起肺气肿或肺不张,且分泌物可随咳嗽反射而移动,因此,肺气肿或肺不张的X线征象可以在不同的时间、不同的部位反复出现和消失。在婴幼儿的急性间质性肺炎中,由于细支气管的不完全性阻塞而导致广泛性阻塞性肺气肿,表现为肺野透亮度增高。

(5)吸收消散:间质性肺炎的吸收消散较肺泡炎缓慢,在消散过程中,肺内粟粒点状影首先吸收,然后紊乱的条纹影逐渐减少而消失,肺野恢复正常肺纹理。少数病例可导致慢性肺间质纤维化或并发支气管扩张等。

2.CT表现

应用HRCT检查可查出早期间质性肺炎的改变,主要表现为两肺野斑片状磨玻璃阴影,边界相对清晰,可出现支气管血管束增粗、小叶间隔增厚、蜂窝状改变及纤维化,严重者可伴发肺气肿。

(四)鉴别诊断

间质性肺炎的诊断通常比肺泡炎困难,由于间质性肺炎主要表现为肺纹理增粗、网状及小结节状影、肺气肿,如缺乏经验或胸片质量欠佳均可能造成漏诊。同时引起间质性炎症改变的病因很多(如结缔组织疾病、尘肺、结节病等),影像学表现可相似,应注意鉴别。胸片上间质结节所致的粟粒状阴影需与血行播散性肺结核相鉴别,前者病变阴影分布以两肺下野的内、中带为主,肺尖和肺外带无病变存在,且粟粒状阴影位于网状阴影之间,后者病变阴影分布均匀一致,且遍及两侧肺野,密集的病变可将正常肺纹理掩盖以致不能明显显示。

四、放射性肺炎

(一)概述

放射性肺炎系因胸部接受大剂量放射线照射治疗所引起的肺部损害,常发生在放射治疗后1~9个月。病理表现为肺泡腔内浆液纤维性渗出、透明膜形成,肺泡壁水肿增厚及肺泡和细支气管上皮脱落,后期表现为肺间质纤维化,肺泡间隔纤维组织增生。临床症状轻重与病变范围有关,范围小可无任何症状;而范围较大时可出现咳嗽、咳痰,多为干咳无痰,胸痛及气短,有时可有低热。

(二)影像检查方法的选择

放射性肺炎诊断必须结合临床病史,CT较X线检查能发现早期的渗出性改变,以及肺间质纤维化后的继发支气管扩张、间质性病变。

(三)影像学表现

1.X线表现

乳腺癌术后放射治疗所引起的放射性肺炎病灶多位于第1~2肋间,肺癌放疗后引起的放射性肺炎发生在原发病灶所在的肺叶,食管癌与恶性淋巴瘤放疗后引起的放射性肺炎位于两肺内带。急性期通常表现为大片状高密度阴影,密度较均匀,边缘较模糊,可有空气支气管征。慢性期由于病灶纤维结缔组织增生明显,原来的大片状阴影范围缩小,病灶密度较前增高而不均匀,可见网状及纤维条索状阴影。大范围的慢性放射性肺炎体积缩小可伴纵隔向患侧移位,同侧胸膜肥厚粘连,胸廓塌陷变形,横膈抬高,支气管扭曲、扩张。

2.CT表现

CT可早于X线胸片发现病灶,表现为:①均匀一致的磨玻璃样改变,然后出现片状高密度影。局限于放射线照射的区域,多为前后走行,位于纵隔或脊柱旁。②病灶呈跨叶分布。③病灶密度不均,放射性肺炎病灶内有时可见空气支气管征,增殖阶段常伴有支气管扩张改变。④病灶边缘平直,与未被照射的肺正常区域分界较清。⑤病灶体积缩小,放射性肺炎病灶的纤维结缔组织增生而使病变肺组织体积缩小,边缘呈内凹表现。

(四)鉴别诊断

放射性肺炎有明确的放射线照射治疗病史,有较特定的好发部位,病灶呈跨叶分布,边缘较平直或轻度内凹,多可做出明确的诊断。有时需与肺结核及急性肺炎、慢性肺炎、间质性肺炎和肺纤维化鉴别。CT平扫有时难以区分放射性肺炎与肿瘤复发,可予增强扫描,肿瘤复发可强化,有助于鉴别。

第五节　肺脓肿

一、概述

肺脓肿是化脓性细菌引起的肺组织化脓性炎症,可分为急性和慢性肺脓肿。按感染途径可分为三种类型。①吸入性:最常见,化脓性细菌经呼吸道吸入至远侧支气管而发病。②血源性:常继发于金黄色葡萄球菌引起的脓毒血症,病变常为多发性。③邻近器官直接蔓延:如由胸壁感染、膈下脓肿或肝脓肿直接蔓延累及肺部。由于抗生素的广泛应用,发病率已明显下降。

急性肺脓肿起病急,有高热、寒战、咳嗽和胸痛等症状。发病后1周左右可有大量脓痰咳出,有腥臭味,有时痰中带血。全身中毒症状较明显,多汗或虚汗,白细胞总数显著增多。慢性肺脓肿则以咳嗽、咯血、胸痛为主要表现,病程在3个月以上。

二、影像检查方法的选择

典型肺脓肿者X线能做出较为正确的诊断;CT对于肺脓肿的鉴别,以及不典型肺脓肿的诊断有较大帮助。

三、影像学表现

(一)X线表现

肺脓肿的X线表现依病变类型、病程长短、支气管引流情况、纤维组织增生程度,以及有无胸膜并发症而不同。在急性化脓性炎症阶段,在胸片上呈较大片状的致密阴影,密度较均匀,边缘模糊。炎症进一步发展,由于突变中心的肺组织坏死、液化而局部密度稍减低。坏死物排出后并有空气进入,则有空洞形成,在致密的炎症阴影中有透光区出现。空洞内壁光滑或高低不平,空洞中可见气-液平面。有时在致密的炎性浸润影中出现多个小的透光区,再融合成一个大的空洞,也可有多房性空洞,立位胸片显示一个炎症区域内有多个高低不一的气-液平面。为了显示炎性阴影中的空洞,在摄片中应注意加深曝光。若引流支气管阻塞,形成张力性空洞,X线表现为囊样透亮区,可压迫周围肺组织。有时在肺脓肿同侧的肺门或(和)纵隔可见淋巴结肿大。病变好转显示肺脓肿空洞内容物及气-液平面逐渐减少、消失。肺脓肿痊愈后可以不留痕迹,或留有少量的纤维条索影。若病程中坏死的肺组织多,则脓肿愈合后可见患侧肺体积缩小的表现。急性肺脓肿可伴有少量胸腔积液或肺脓肿邻近胸膜增厚,也可因肺脓肿破入胸腔而引起脓胸或脓气胸,常呈局限性。当急性肺脓肿逐渐向慢性肺脓肿过渡时,空洞外围的急性炎症被吸收,纤维组织增生,所以外缘逐渐变清楚,空洞内壁界线也更为清楚。空洞呈圆形或椭圆形,有时呈不规则形,空洞内常有气-液平面。若病灶经支气管播散,则在其他肺野可见炎性病灶,其中有的病灶也可坏死、液化而有空洞出现,少数空洞的引流支气管完全阻塞,致液化物滞留于洞,在胸片上显示为团状致密影,其中没有或只有很小的空洞。

(二)CT表现

病变早期表现为较大片状高密度阴影,可见空气支气管征。病灶坏死、液化呈低密度,坏死物经支气管排出后形成空洞,其内可见液-气平面或液-液平面。新形成的空洞内壁多不规则,慢性肺脓肿洞壁增厚,内壁清楚,但一般不规则或形成多房空洞。增强检查显示病灶内未坏死部分不同程度的强化,而坏死区不强化。如脓肿靠近胸壁,可有明显的胸膜增厚和(或)少量的胸腔积液,有时肺脓肿可破入胸腔形成脓胸。慢性肺脓肿周围可有较广泛纤维条索影和胸膜增厚,支气管走行不规则,可有支气管扩张及肺气肿表现。

血源性肺脓肿多为两肺多发散在结节状影,边缘模糊,其内液化坏死呈低密度,或出现空洞,可并发胸膜病变,以两肺下叶多见。经抗生素治疗后 2～4 周可完全吸收。

四、鉴别诊断

肺脓肿表现为大片状致密阴影,中央可见局限性低密度区,随病变发展,其内可形成空洞,伴有液-气平面或液-液平面,洞壁内缘光滑。结合临床起病急、高热、寒战、咳脓痰或脓血痰、白细胞计数升高等表现,可诊断为急性肺脓肿。

肺脓肿形成空洞之前,需与大叶性肺炎进行鉴别。大叶性肺炎按肺叶分布,肺脓肿则可跨叶分布,CT 增强检查显示中央相对低密度和强化明显的脓肿壁,有助于肺脓肿诊断。慢性肺脓肿形态不规则,洞壁较厚,应注意与结核空洞、肺癌空洞、包裹性脓胸等鉴别。结核空洞内多无气-液平面,周围常有卫星病灶,同侧和(或)对侧伴有结核灶。肺癌空洞壁厚薄不均,内壁呈结节状凹凸不平,外缘可呈分叶状,常可见毛刺。鉴别诊断时应查痰找结核菌和癌细胞,必要时进行 CT 或超声引导下穿刺活检。脓胸的脓腔内外壁一般比较规则,没有周围的小脓腔,变换体位时形态可发生变化。有时肺脓肿与继发感染的肺囊肿表现相似,后者周围无浸润或浸润很少,多无明显的症状。多发性肺脓肿需与转移瘤鉴别。

第六节　肺结核

一、概述

结核病是结核分枝杆菌引起的慢性传染病,可累及全身多个脏器,但以肺结核最为常见。结核病的病理演变取决于结核分枝杆菌的数量、毒力,机体的抵抗力和对结核分枝杆菌的过敏反应。肺内基本病变包括渗出性和增殖性改变。肺结核的临床表现常和肺内病变性质和范围、患者的体质等因素有关,常见症状包括全身毒性症状(如低热、盗汗、疲乏、消瘦等)和病灶引起的局部症状(如咳嗽、咯血、胸痛和气促等)。

肺结核的症状、体征一般没有特异性,诊断价值有限。痰结核菌检查是诊断肺结核的主要依据,结核菌素试验也是诊断结核病的有效手段,但阳性反应仅表示有结核菌感染,并不一定患病;阴性反应除提示没有结核菌感染外,还见于结核菌感染后的变态反应前期及免疫力低下者。纤维支气管镜检查常应用于支气管结核和淋巴结支气管瘘的诊断,可以在病变部位钳取活体组织进行病理学检查、结核分枝杆菌培养等。《结核病分类》(WS 196—2017)标准将活动性肺结核按病变发生的部位分为 5 种类型:原发性肺结核,血行播散性肺结核,继发性肺结核,气管、支气管结核及结核性胸膜炎。

二、影像检查方法的选择

X线胸片是诊断肺结核重要而最基本的影像学检查方法,可以发现早期的结核病变,确定病变范围、部位、形态、密度、与周围组织的关系等,判断病变性质、有无活动性、有无空洞、空洞大小和空洞壁厚度等。CT检查能提供横断面的图像,减少重叠影像,易发现隐蔽的病变而减少微小病变的漏诊,比普通胸片更早期显示微小病灶,判断病变有无渗出、坏死或钙化;能清晰地显示各型肺结核病变的特点和性质,与支气管的关系,有无空洞,以及进展恶化和吸收好转的变化;能准确显示纵隔及肺门淋巴结有无肿大,能清晰显示胸膜累及情况及有无胸腔积液。CT还可用于引导穿刺、引流和介入治疗。运用HRCT可清晰显示弥漫性小结节病灶,并能明确结节分布的解剖部位,即是间质性还是实质性,从而帮助鉴别诊断。HRCT能提供更多的有关病灶边缘和内部结构方面的细节,提高病灶定性的可靠性。胸部MRI由于肺内质子密度低,易受呼吸运动等众多因素影响,限制了其应用;多应用于观察纵隔淋巴结,对肺内病变的显示不及CT。

三、影像学表现

(一)原发性肺结核

原发性肺结核系由机体初次感染结核菌所引起的肺结核病,常见于儿童,包括原发综合征和胸内淋巴结结核。

1. 原发复合征

肺部原发灶、局部淋巴管炎和所属淋巴结炎三者结合起来为原发复合征。其X线表现为原发病灶为絮状或类圆形密度增高影,或肺段或肺叶范围的片状或大片状密度增高影,边缘模糊不清,多见于上叶下部或下叶后部靠近胸膜处。淋巴结炎表现为肺门或纵隔淋巴结肿大。自原发病灶引向肿大淋巴结的淋巴管炎,表现为一条或数条较模糊的条索状密度增高影。CT可清楚显示原发病灶、引流的淋巴管炎及肿大的肺门淋巴结,也易于显示肿大淋巴结压迫支气管等引起的肺叶或肺段不张,并能有效显示原发病灶邻近的胸膜改变。

2. 胸内淋巴结结核

当原发病灶病理反应轻,被吸收或掩盖时,可仅表现为纵隔和肺门淋巴结肿大,周围组织常可见渗出性炎性改变,称为炎症型,X线表现为从肺门向外扩展的高密度影,边缘模糊,与周围组织分界不清。淋巴结周围炎吸收后,在淋巴结周围有一层结缔组织包绕,称为结节型,表现为肺门区圆形或卵圆形边界清楚的高密度影,以右侧肺门区较为多见。CT显示胸内淋巴结结核明显优于X线,CT可以清楚显示胸内肿大淋巴结的部位与分布、内部结构(其内干酪性坏死或钙化)。

(二)血行播散性肺结核

结核分枝杆菌进入血液循环可引起血行播散性肺结核,根据结核分枝杆菌的毒力不同、数量不同,以及机体免疫功能状况不同,可分为急性、亚急性及慢性血行播散性肺结核。

1. 急性血行播散性肺结核

X线表现为两肺弥漫均匀分布的粟粒大小结节状密度增高影,其特点为病灶分布均匀、大小均匀和密度均匀,即所谓"三均匀"。当病灶数量多而分布密集时,两肺也可呈磨玻璃样改变。CT尤其是HRCT可清晰地显示弥漫性的小结节病灶,此乃间质性结节的特征。

2.亚急性、慢性血行播散性肺结核

亚急性、慢性血行播散性肺结核是由较少量的结核分枝杆菌在较长时间内多次侵入血液循环所造成的。X线表现为"三不均匀"：大小不一，从粟粒样至直径 1 cm 左右病灶；密度不一，有的为较淡的渗出增殖性病灶，有的为致密钙化灶；分布不一，弥散分布于两肺上野及中野，老的硬结钙化灶大都位于肺尖和锁骨下，新的渗出增殖病灶位于下方。亚急性、慢性血行播散性肺结核的 CT 表现与 X 线表现相似，但对病灶细节及重叠部位的病变显示更清晰。

(三)继发性肺结核

继发性肺结核是肺结核中最常见的类型，多发生于成人，小儿少见。多为已静止的原发病灶的重新活动，即内源性。偶为外源性再感染，即结核分枝杆菌再次从外界吸入肺部。此型因机体已产生特异免疫力，肺门淋巴结一般不增大。病变的影像学特点为多态性，肺结核的各种基本病变如渗出性病变、增殖性病变、干酪性病变、纤维化病灶、钙化病灶，以及结核性空洞均可见到，病变轻重多寡相差悬殊，常多种病变共存，好发于上叶尖后段和下叶背段。

1.渗出性病变

X线多呈斑片状或云絮状，好发于上叶尖后段和下叶背段，尤其以上叶尖后段多见。病灶可单发或多发，局限于一侧或两侧肺尖和锁骨下区，病灶边缘模糊，有的病灶内可见密度降低区，为病灶溶解空洞形成所致。CT上病灶呈结节状模糊影，代表腺泡或肺小叶的渗出病变，病灶边缘模糊。分散的结节灶可融合成肺实变，呈不规则片状影，密度不均匀，常有支气管空气征。在 HRCT 图像上，常显示为小叶中心区密度增高的结节或片状影，小叶内支气管、血管壁增厚呈葡萄串样改变。

2.增殖性病变

周围渗出逐渐吸收，腺泡融合，病灶逐渐缩小，密度增高，边缘逐渐清楚，代表结核结节形成。X线呈斑点状阴影，边界较清晰；CT 表现为"梅花瓣"。

3.干酪性病变

干酪性病变包括结核球和干酪性肺炎。

(1)结核球：为一种干酪性病变被纤维组织所包围而成的球形病灶，也可因空洞的引流支气管阻塞，其内为干酪性物质所充填而成，呈圆形或椭圆形，好发于上叶尖后段与下叶背段，多数单发，偶可多发，直径 2～4 cm。结核球轮廓多较光整，少数可略呈浅分叶状，密度较高，当其内的干酪样物质液化时，密度可不均匀，当液化物经支气管排出后可形成空洞。结核球的周边或中央常可见钙化。结核球邻近的肺也可见散在的增殖性或纤维性病灶，称之为卫星病灶。

(2)干酪性肺炎：为大量结核分枝杆菌经支气管侵入肺组织而迅速引起的干酪样坏死性肺炎。多见于机体抵抗力极差，对结核菌高度过敏的患者。病灶以多发、散在为主，为肺段或肺叶实变影，轮廓较模糊，与大叶性肺炎相似，以上叶多见。CT可见实变区内液化之低密度影，或可见急性无壁空洞形成之更低密度影，有时病灶内可见斑片状钙化。

4.结核性空洞

结核病灶的空洞多由病灶内组织坏死液化并与外界相通而形成。此型患者痰中经常排菌，是结核病的主要传染源。结核空洞形态不一，可多发，也可单发。多为薄壁空洞，偶见厚壁空洞，空洞内壁光整，其内无或有气-液平面，空洞周围常可见钙化灶及纤维化条索状致密影。伴有周围浸润病变的新鲜薄壁空洞，当引流支气管壁出现炎症伴堵塞时，可形成活瓣而出现壁薄的、可迅速扩大和缩小的张力性空洞。部分患者病程长，应用药物治疗后，空洞不闭合，空洞壁由纤维组织或上皮细胞覆盖，可见纤维厚壁空洞和周围纤维增生，造成肺门抬高、患侧肺组织收缩、胸膜增厚等，可合并支气管扩张。CT能更细致地了解空洞的内部、空洞壁的形态及周边的改变，更详细地了解支气管、纵隔、肺门及胸膜的改变。

5.纤维化性病变

肺组织破坏后的修复过程常可形成纤维化病灶。纤维化病灶范围大小不等，形态不规则，可从少量纤维条索到大片纤维化实变。散在病灶，多边缘清楚，形态不规则，呈长毛刺状改变，病灶有收缩牵拉征象。CT偶可见纤维化病灶中心呈结节状或斑点状影，病灶密度偏高，可有散在钙化，大片纤维化，可见肺组织破坏，体积缩小，胸廓塌陷，肺门上提，肺纹理垂直向下呈垂柳状，纵隔向患侧移位，胸膜粘连和支气管扩张，并可见代偿性肺气肿。

6.钙化病灶

干酪性病变内的钙质沉着，导致肺内病灶钙化，是结核病愈合的表现。钙化形态多种多样，有条状、斑块状、结节状、粟粒状和砂砾状。钙化灶可位于病灶边缘或中心，也可以是整个病灶都呈现钙化。钙化一般常同纤维化病灶一起出现，多见于结核的治愈期。钙化可与干酪病灶和空洞病灶同时存在，有时也可见单纯钙化灶。CT对钙化的显示较为敏感、可靠，根据钙盐沉积的多少及分布情况，CT值也不同，有的高达500 HU以上，有的也可低于100 HU，此乃病灶内钙质呈少量、均质沉积的关系。有时小的钙化灶在常规层厚、层距CT可被漏检，而薄层高分辨率CT对其甚为敏感。

（四）气管、支气管结核

1.CT表现

（1）支气管壁增厚：支气管结核患者的CT影像上常显示支气管壁增厚，这是由结核分枝杆菌感染导致支气管壁发生炎症反应和纤维增生所致。增厚的支气管壁可能呈现不规则的形态，且增厚程度可能因病情轻重而异。

（2）管腔狭窄或阻塞：结核病变可导致支气管管腔狭窄或完全阻塞。在CT影像上，可以观察到支气管管腔的直径变小，甚至完全消失。管腔狭窄或阻塞的程度和范围也可能因病情轻重而异，严重时可能影响患者的呼吸功能。

（3）支气管周围病变：支气管结核还可能引起支气管周围的炎症反应和淋巴结肿大。在CT影像上，可以观察到支气管周围出现模糊的高密度影，这可能是由炎症反应导致的软组织肿胀和渗出所致。同时，肺门淋巴结也可能出现肿大，表现为肺门区的高密度结节影。

（4）肺部病变：部分支气管结核患者可伴有肺部的结核病变。在CT影像上，可以观察到肺部出现斑片状、结节状或条索状的高密度影，这些病变可能是由结核分枝杆菌感染导致的肺部炎症反应和纤维增生所致。此外，还可能出现空洞性病变，表现为肺部出现圆形或卵圆形的低密度区域，边缘清晰，有时可伴有液平面。

（5）其他表现：在增强CT扫描时，支气管结核患者还可能出现淋巴结环状强化或实变不张的肺组织中没有肺门肿块等特异性的CT特征。这些表现有助于进一步支持支气管结核的诊断。

2.X线表现

（1）支气管播散灶：在X线平片上，虽然直接观察支气管结核的病灶较为困难，但可以观察到一些间接征象，如支气管播散灶。这些播散灶可能表现为肺内的微小结节或斑片状阴影，是结核分枝杆菌通过支气管传播到肺部其他区域所形成的。

(2)阻塞性改变:当支气管结核导致管腔狭窄或阻塞时,可引起一系列阻塞性改变。这些改变包括阻塞性肺气肿、肺不张或阻塞性肺炎。在 X 线影像上,阻塞性肺气肿可能表现为肺野透亮度增高,肺纹理减少;肺不张则表现为肺野局部密度增高,体积缩小;而阻塞性肺炎则可能表现为肺野内出现斑片状或大片状的高密度阴影。

(3)支气管狭窄与变形:虽然 X 线对于支气管的细微结构显示不如 CT 清晰,但在一些情况下,仍然可以观察到支气管的狭窄与变形。这些改变可能表现为支气管管腔的直径变小,形态不规则,甚至可能出现支气管的中断或截断现象。

(4)肺门与纵隔淋巴结肿大:支气管结核还可能引起肺门和纵隔淋巴结的肿大。在 X 线影像上,这些肿大的淋巴结可能表现为肺门区或纵隔内的高密度结节影,有时还可能压迫周围的血管和气管,导致相应的临床症状。

(5)其他表现:在一些特殊情况下,支气管结核还可能引起其他 X 线表现,如肺内空洞的形成、胸膜增厚等。这些表现可能因病情的不同而有所差异。

(五)结核性胸膜炎

结核性胸膜炎多见于儿童与青少年,可见于原发性或继发性肺结核。胸膜炎可与肺结核同时存在,也可单独发生,而未出现肺内病灶。前者多为邻近胸膜的肺内结核病灶直接蔓延所致,后者也可以是弥散至胸膜的结核菌体蛋白引起的过敏反应。临床分为干性及渗出性结核性胸膜炎。

1.结核性干性胸膜炎

结核性干性胸膜炎是指不产生明显渗液或仅有少量纤维渗出的胸膜炎。多数患者继续发展而出现胸腔积液。多发生于肺尖部及胸下部。胸膜表面仅有少量纤维素性渗出,致胸膜增厚粗糙,X 线可无异常发现。当其厚度达到 2~3 mm 时才能为 X 线检查所显示,表现为片状或线状密度增高,多位于胸膜外围部分,边缘模糊,不引起周围肋间隙的变窄。当广泛的纤维蛋白渗出物沉着时,则表现为患侧肺野透亮度的普遍降低。早期 CT 检查也可无异常发现,当有少量纤维渗出或胸膜肥厚粘连时,CT 纵隔窗能敏感显示胸水影或呈弧线状密度增高的肥厚胸膜影。

2.结核性渗出性胸膜炎

结核性渗出性胸膜炎多发生于初次感染的后期,此时机体对结核分枝杆菌过敏性高,易产生渗液,其他类型结核也可发生。多为单侧,液体一般为浆液性,偶为血性。胸腔积液通常呈游离状态,但也可以局限性包裹。病程长、有大量纤维素沉着者,则引起胸膜肥厚、粘连甚至钙化。游离性胸腔积液,当积液量>250 mL 时,X 线检查方可发现,少量胸腔积液可见肋膈角变钝。CT 较易显示少量胸腔积液,表现为沿后胸壁的弧线状或新月形均匀致密影。当液面遮盖整个膈面以上时,立位胸片上,液面呈外侧高内侧低的弧线影。大量胸腔积液时,整个一侧胸腔呈密度较均匀的致密影,或仅见肺尖部少许透亮肺组织影,患侧肋间隙增宽,纵隔向健侧移位。肺底积液,站立位时,较多量的游离积液由于重力关系聚集于肺底与横膈之间,在立位胸片颇似患侧膈升高,但此时膈顶的最高点在外 1/3,可改用卧位摄片或 CT 扫描来进行诊断与鉴别诊断。叶间积液的 X 线特征仅当射线束与叶间裂平面平行时才能显示,表现为密度均匀的梭形致密影,中部宽而两端逐渐尖细,位置符合叶间裂,CT 可更明确显示叶间积液的部位、形态和密度。包裹性积液,表现为均一的扁丘状或半圆形的密度增高影,其基底部紧贴胸壁内缘,内侧突向肺野,边缘光整。

四、鉴别诊断

肺结核的影像学表现呈多样性,结合病史、影像学表现的特点及实验室检查结果一般不难做出诊断,以下是影像学上常需要鉴别的情况。

(一)原发性肺结核

当肺结核原发病灶较大时,在胸片上将肺门淋巴结炎及引流淋巴管炎掩盖而表现为片状密度增高,此时需结合临床特点与各种原因引起的肺部炎症鉴别。

(二)急性血行播散性肺结核

急性血行播散性肺结核需与矽肺鉴别,急性血行播散性肺结核的结节病灶密度不如矽结节的密度高,轮廓也较模糊,分布以两上肺野较多,而小的矽结节以中下肺野为主,矽结节周围可见肺气肿表现及网格状阴影。应注意的是中晚期矽肺易合并肺结核。

(三)干酪性肺炎

干酪性肺炎需与大叶性肺炎鉴别,前者多有液化区,多发小空洞和播散病灶。

(四)结核球

结核球需与周围型肺癌鉴别,结核球钙化较常见,以边缘层状、弧形或同心圆状为其特征,周围型肺癌钙化少见,以细盐状无定型分布为特征;结核球病灶多光整,无分叶毛刺,周围常见卫星灶,周围型肺癌常有分叶或短细毛刺及胸膜凹陷征。

第七节 原发性支气管肺癌

一、概述

原发性支气管肺癌简称为肺癌,其肿瘤细胞来源于支气管、细支气管肺泡上皮或腺上皮,是目前全世界对人类健康与生命威胁最大的恶性肿瘤。肺癌的确切病因尚不十分明确,但病因学研究显示与下列因素有关:吸烟、空气污染、职业暴露、电离辐射、病毒感染、遗传等。

根据WHO制定的肺癌组织学分型,肺癌主要分为小细胞肺癌(SCLC)及非小细胞肺癌(NSCLC),后者又分为鳞癌、腺癌、复合癌及大细胞癌。按肺癌的发生部位可分中央型、周围型和弥漫型。①中央型肺癌:指生长在段支气管以上的肺癌。②周围型肺癌:指生长在段支气管及其分支以下的肺癌,周围型肺癌的基本大体病理形态为肺内结节或肿块。③弥漫型肺癌:是指肿瘤在肺内弥漫分布,一般为细支气管肺泡癌。肿瘤可为多发结节型,表现为一叶、多叶或两肺多发粟粒大小的结节病灶。

肺癌的症状与肿瘤的部位、类型、大小、病程阶段、有无并发症或转移等有密切关系。一般周围型肺癌早期无症状,中央型肺癌症状出现早而明显。肺癌常见的症状是咳嗽、咯血、胸背痛、呼吸困难或憋喘。

二、影像检查方法的选择

X线是诊断肺癌最基本的检查方法,其优点是能观察胸部各种结构的全貌,对肺内肿块、肺不张、阻塞性肺炎和胸腔积液等可做全面观察,其缺点是密度分辨率低和前后结构相互重叠,密度低的小病灶及隐蔽部位的病灶容易被遗漏。

　　CT检查在肺癌的诊断方面已显示突出的优点,目前尚无其他影像技术能完全取代之。由于CT检查是横断面成像,完全消除了周围结构的干扰,能检出X线平片不易发现的隐蔽部位的病灶,如肺尖部、心后区、后肋膈角及脊柱旁沟的病灶;又由于其密度分辨率很高,能有效地显示密度低的小病灶如胸膜下小结节。在肺门和纵隔淋巴结的显示及肺癌的分期方面CT也大大优于X线平片及体层摄影。CT检查虽然明显优于X线平片及体层摄影,但在病变的定性方面同样存在不少问题,目前主要还是根据病变的形态来做诊断。增强扫描可通过肿块CT值的变化提供诊断信息,普遍采用的是CT值净增法,观察增强后比增强前CT值增加的幅度,认为增加30HU以上者多为恶性肿瘤,<20HU者多为良性。但这也不是绝对的,如少数肺癌血供不丰富,增强后强化不明显;反之,有些良性病变如球形肺不张、球形肺炎形似肿瘤,血供较丰富,增强后可明显强化。因此,诊断仍需综合许多征象,仅仅依据某一征象下结论常常是不可靠的。

　　与CT比较,MRI除了无X线辐射外,还能做多平面成像。此外不用对比剂即能显示血管结构,对肿瘤是否累及血管壁、有无静脉瘤栓形成也优于CT检查。同样,MRI易于分辨肺门部血管与肿块或增大淋巴结。在病变的定性上,由于MRI检查对软组织的对比分辨力较好,能准确地判断病变内的坏死、出血和成块的纤维化。如肺癌放疗后肿块缩小,究竟是残留的肿瘤组织还是放疗后的纤维化,MRI的鉴别能力比CT增强扫描要好。但是,MRI检查时间长,空间分辨率较差,不能直接显示叶间裂,对肺部细微结构如小支气管、肺间质及小病变的显示,以及对病变周围细微改变如肺癌的毛刺现象等的显示均不如CT。

三、影像学表现

(一)中央型肺癌

1.间接征象

间接征象为气道阻塞性改变(肺气肿、阻塞性肺炎、肺不张)。

(1)早期肿瘤未引起支气管腔完全梗阻,吸气时气体可以进入阻塞远端的肺组织,而呼气时不能完全排出,与正常的肺比较,阻塞远端肺内含气量增加,形成阻塞性肺气肿。常规吸气相胸片可表现正常。呼气相胸片或CT因阻塞远端的气体不能排出,与正常肺比较其透过度增高而有助于检出。

(2)肿瘤大部分位于肺实质内,小部分呈息肉状突入右下叶支气管腔内,肿瘤在气道内进一步生长,阻塞远端的分泌物排出不畅,继发感染,导致相应部位的阻塞性肺炎。胸片或CT可见肺斑片状实变,局部肺叶(肺段)可有(无)体积缩小,根部可有(无)肿物。对患肺炎的成年人(特别是吸烟者)应随诊观察至炎症完全吸收为止。对局部反复发生肺炎的患者更应警惕中央型肺癌的可能性,进行CT扫描或支气管镜检进一步检查。局限的支气管阻塞远端可贮存稠厚黏液,形成"黏液栓",胸片或CT扫描可见分叉形的杵状影。

(3)肿瘤使气道完全梗阻引起肺段、肺叶或全肺不张,肺体积缩小,叶间裂移位,相应的支气管根部肿物向外膨出,形成反"S"征。CT扫描示阻塞的肺叶内支气管聚拢,含有黏液,呈低于不张肺的软组织条状影。

2.直接征象

体层摄影或 CT 扫描显示受累的支气管截断,受累支气管的断端呈杯口状、环状、鼠尾状或可见管腔内肿物。螺旋 CT 或多层 CT 扫描,多平面重建、三维重建或 CT 仿真支气管镜也有助于显示病变。

(二)周围型肺癌

一般以直径 3 cm 作为区分肺结节或肿块的指标。HRCT 扫描可以检出很小的病变。周围型肺癌的大小可为 5 mm 至 10 cm 以上不等。形态多呈分叶状,常可有"脐凹",也可呈圆形、卵圆形或不规则形。轮廓光滑或毛糙,也可呈锯齿状,贴近叶间裂者,由于叶间胸膜的限制局部可呈扁平状。边缘多有短或长的毛刺。大肿物可压迫邻近肺组织(局部萎陷)而使其边缘很光整。

肿物的密度可以均匀或不均匀,其内可有黏液或坏死所致的低密度区,也可有充气的支气管、小泡或空洞,空洞内多无明显液面。据报道有约 2% 的肺癌(鳞癌、低分化腺癌、大细胞癌)可产生粒细胞刺激因子,刺激产生白介素,使 C-反应蛋白增高,形成脓肿样改变,空洞内可有大量液体,临床也可有发热等表现。瘤内也可以有钙化,多位于肿物(结节)的中部,细砂粒钙化多由组织营养不良或钙沉着在瘤内的黏液或坏死区域所致。肿物边缘的粗钙化多为肺内原有的肉芽肿钙化被包绕到瘤内所致。

肿瘤内部的成纤维反应可使邻近胸膜皱缩,形成各种方向的胸膜凹陷征,甚至可形成假裂。肿瘤周围的肺气肿或未完全被肿瘤充填的肺泡可形成密度不一的晕环征。

对肺癌的边缘、密度及内部结构以局部放大的 HRCT 扫描显示最为清楚。不同组织类型的周围型肺癌常因其生物学行为各异,而各具一定的影像表现特点。

(三)早期肺癌

肺癌的主要预后因素是初诊时的期别。ⅠA 期患者在根治性切除术后其 5 年生存率可达 67%~80%,ⅠB 期则下降为 50%~55%。早期手术治疗是提高生存率的重要措施,前提是早期的准确诊断。

早期中央型肺癌的病变局限于支气管壁,胸片往往无明显阳性征象。即使出现肺炎,抗感染治疗后也能完全吸收。优质的体层摄片有时可显示局限的支气管壁扁平或结节状增厚,管腔轻度不规则狭窄。CT 增强扫描(层厚 3 mm)能更好地显示支气管壁及管腔的改变。由于相邻血管影的干扰,以及横断的扫描层面与斜行的支气管不完全相切,CT 漏诊肺癌率可达 53%,以中央型肺癌居多。采用自动化图像处理技术滤去血管因素,可以提高检出中央型肺癌的敏感性。对临床疑有肺癌的患者,最终确诊有赖于支气管镜活检组织学、刷片细胞学或支气管灌洗液及痰细胞学检查。

早期周围型肺癌常无临床症状,痰细胞学检查往往为阴性,检出及诊断主要依靠影像学检查。胸片表现为肺内孤立病变,呈结节状、小斑片状或"火焰状",密度较淡,边缘模糊,一般胸片能检出的最小病灶为 1.3 cm。由于病灶小、密度低、边界不明确,以及与骨骼、血管、膈肌等结构重叠,如果没有进行一系列动态观察,常易漏诊,漏诊率可达 90%。HRCT 扫描能较好地显示病灶的内部结构、瘤周改变及瘤肺界面。由于和血管轴面、肉芽肿、肺内淋巴结等良性病变常难以鉴别,假阳性可达 70%。一般 CT 检出的 <3 mm 的病变约有 70% 属良性。

CT 作为普查肺癌手段的效益尚需进行多中心协作,研究其对检出病变的定性价值,以及随诊被检出 ⅠA 期肺癌患者的长期生存率,才能得出可靠的评价。

(四)不同组织类型的肺癌

组织学类型不同的肺癌其生物学行为各异,大体改变和影像表现也常各有特点。了解这些特点对分析肺部病变的影像表现有参考价值,但"异病同影、同病异影"是影像学诊断的常见现象,最终仍需根据组织学检查才能确诊肺癌及其组织类型。

1. 鳞癌

鳞癌约 2/3 为中央型,肿瘤多为局限性生长,引起远端各种不同程度的阻塞性改变。继发的肺部改变位于原发肿瘤远端相应的部位。鳞癌与吸烟密切相关,支气管上皮常有广泛改变,少数也可以发生多灶癌变,而表现为多于一处的阻塞性改变,肿瘤进一步向管壁外生长侵犯肺门及纵隔内结构。

约 1/3 的鳞癌为周围型,初诊时肿块常已较大,圆形或分叶状,也可呈不规则形。边缘清楚或有长的瘤周毛刺,与腺癌的放射状短毛刺有所不同。周围型鳞癌常直接侵犯邻近结构如胸膜、胸壁软组织、肋骨、脊椎、纵隔内器官结构等,靠近叶间裂者可跨叶生长。薄层 CT 扫描有助于检出肿瘤突入胸膜外脂肪或破坏邻近肋骨,MRI 显示胸壁软组织受侵优于 CT。

鳞癌常发生角化坏死,CT 扫描可显示中央大片低密度区,有时可见钙化。坏死物经支气管排出后形成较大的单发空洞,洞壁厚薄不均,有时洞内可见少量液体。近年临床发现低分化鳞癌较前有所增多,因此即使肿瘤较小,也常早期出现纵隔淋巴结转移。

2. 腺癌

腺癌约 3/4 为周围型。典型的腺癌较小,直径<4 cm,圆形或分叶状,有脐凹或锯齿状轮廓,贴近叶间胸膜者因受胸膜的限制而呈类半圆形,正位投照时密度淡而呈"片影",易被误诊为结核。肿瘤内的成纤维反应可引起邻近肺小叶间隔重新排列,以及肿瘤向周围浸润形成较短小锐利的肺部结节毛刺。成纤维反应尚可引起胸膜内陷或邻近的叶间裂凹陷。小的肿瘤结节密度较淡而不均,HRCT 可见其内的小空泡,以及肿瘤沿肺泡蔓延引起的周边密度较低的晕环状表现。大的肿物密度均匀,偶尔也可出现大空洞或砂粒状钙化。含丰富黏液的腺癌内可见低密度的黏液,以及残留的肺泡腔,但均较罕见。

低分化腺癌的 X 线表现与典型的腺癌有所不同,在 X 线表现不典型的腺癌中占 88%。腺癌的不典型 X 线表现有:①直径>4 cm 的肿块,边缘多较光整。②中央型肺癌。有学者曾指出中央型腺癌多是低分化腺癌所致。③直径>1 cm 的空洞。④广泛纵隔肺门淋巴结转移,甚至酷似淋巴瘤的 X 线表现。⑤肺炎样改变,CT 薄层扫描有助于显示瘤周肿瘤浸润。⑥主支气管受侵。

腺癌的原发病灶可以很小,但早期出现纵隔淋巴结、胸膜和脑、肺转移,常见大量胸腔积液。腺癌的纵隔转移淋巴结常<10 mm,因此在腺癌中纵隔引流区内见到多个小淋巴结时应高度警惕为转移淋巴结,不可掉以轻心。

3. 细支气管肺泡癌

目前 WHO 病理分类仍将肺泡癌列为腺癌的一个亚型。但也有人认为两者起源不同,肺泡癌起源自 Clara 细胞和 Ⅱ 型肺泡细胞。根据其沿肺泡壁匐匍生长的特点,肿瘤内常有残留的正常肺组织和细支气管,影像表现也有一定的特征。肺泡癌分为结节型、节段型及弥漫型,以结节型占大多数。

(1)结节型肺泡癌:一般直径<3 cm,生长较慢,可多年无明显增大。胸片表现为小的淡片状

阴影。对40岁以上的患者如见到持续存在3个月以上的片状影时,应及时做局部HRCT进一步检查,典型的结节型肺泡癌内有小空泡和支气管空气征,周围可有蜂窝状或磨玻璃状改变。瘤周也可见到大片蜂窝状改变,影像表现似肺泡癌,但伴出血的患者常有大量咯血史,而肺泡癌患者则常有大量白色泡沫样痰,结合临床症状对鉴别有一定帮助。由于肿瘤外侵和间质纤维组织增生可见瘤周长而硬的毛刺,或胸膜凹陷牵拉表现,即所谓"兔耳征"或"苹果核征"等。结节型肺泡癌的影像表现与腺癌有时很难区分,而且组织学上两者也可以并存,但结节型肺泡癌较少出现纵隔内转移淋巴结或远处转移,手术切除后预后好,但在术后随诊中应高度警惕出现第二原发肺癌。

(2)节段型肺泡癌:为一段或叶部分实变,但往往不完全受叶间裂限制,可同时或异时侵犯双侧肺。HRCT示肺实变部分可呈蜂窝状,密度较低,仍保存其内的血管和支气管结构;CT增强扫描可以见到走行正常的强化的血管。

(3)弥漫型肺泡癌:预后差,亦可由结节型或节段型肺泡癌发展而来,多表现为两肺弥漫分布的结节,其大小相仿,密度较高,边缘清楚但不锐利,有时部分可融合成片。

4.大细胞肺癌

大细胞肺癌罕见,在肺恶性肿瘤中占1%～5%,大多数为周围型。肿瘤生长快,就诊时直径多已>4 cm,可短期迅速增大。圆形或卵圆形,轮廓光整,可有浅分叶,边缘清楚,罕见瘤周毛刺,密度大致均匀,CT扫描有时可见其中有斑片状的较低密度区,文献报道6%的大细胞肺癌可发生空洞。

5.小细胞肺癌

小细胞肺癌在肺癌中占15%～20%,其组织学特点是免疫组织化学染色及电镜检查可见有神经内分泌颗粒,是肺神经内分泌肿瘤中恶性程度最高的亚型。生长快,早期广泛转移。也是肺癌中出现伴瘤综合征最多的一种亚型。国外报道好发于老年人,发病年龄平均为66岁±8岁。我国平均年龄49岁,在<30岁的青年人肺癌中,小细胞肺癌及分化不良的癌占77.6%。在小细胞肺癌中,中央型占74%～83%,周围型占17%～26%,以肺内孤立结节就诊者仅占4%。

肿瘤在支气管黏膜下沿支气管树长轴生长,形成长段鼠尾状狭窄。病变可以沿支气管树多方向生长而不一定局限于一处引起肿物远端梗阻,与鳞癌有所区别。早期广泛的肺门、纵隔淋巴结转移又可以进一步压迫邻近支气管造成不同方向的支气管狭窄或梗阻,并压迫及侵犯纵隔内器官结构。根据上述肿瘤生长特点,其X线表现主要为单侧或双侧纵隔及(或)肺门肿物。CT扫描可以显示支气管壁增厚,如果肿瘤沿叶及多段支气管浸润而又未出现肺不张时,可呈多环形改变,为较早期中央型小细胞肺癌特有的征象。周围型病变也可因肿瘤围绕相邻近多支细支气管生长而呈相邻的多个小结节。CT扫描尚可以显示纵隔的广泛淋巴结肿大相互融合,压迫纵隔内结构,但与低分化腺癌或鳞癌所致融合成团的转移淋巴结无法鉴别。

小细胞肺癌早期出现远处转移。治疗前腹内转移占30%～59%,最常侵犯肝、肾上腺、胰腺及腹膜后、腹腔淋巴结。CT扫描示肝内低密度或密度不均的肿物,一般较大;肾上腺转移瘤可位于单侧或双侧,肿物大小不等,密度多不均匀;腹膜后、腹腔转移淋巴结多比较大且多发,密度均匀或不均匀。在各类型肺癌中,小细胞肺癌是最常累及胰腺的一种亚型,临床可表现为黄疸或急性胰腺炎。在做胸部CT/MR扫描时应常规包括腹部,至少达肾上腺水平。

6.复合型癌

复合型癌是指含有两种以上组织类型的癌,如小细胞癌和大细胞癌,小细胞癌和鳞癌或腺鳞癌等。以腺鳞癌最为多见,在肺癌中占 0.4%～4%,以周围型癌居多。

7.类癌

过去曾将类癌、腺样囊性癌和黏液表皮样癌误称为良性的支气管腺瘤。虽然三者均发展缓慢,但是实际上均属低度恶性的肺癌。

类癌在肺癌中占比<5%,起源于支气管上皮,有向支气管 Kulchitsky 细胞分化的倾向,属神经内分泌肿瘤(又称 Kulchitsky 瘤)。神经内分泌肿瘤又分为分化好的典型类癌(Kulchitsky Ⅰ 型)、分化中等的不典型类癌(Kulchitsky Ⅱ 型),分化最差的 Kulchistsky Ⅲ 型即小细胞肺癌。

典型类癌在类癌中占 80%～90%,多发生于中年不吸烟的女性患者,以中央型多见,约占 90%。瘤体呈息肉状突向大气道内,导致慢性阻塞性改变。受累的肺内支气管扩张,也可形成慢性肺脓肿,因此其体积不缩小反而可以增大。肿瘤无包膜,约有 10% 向管壁外浸润生长,15% 可有钙化,纵隔转移淋巴结少见,约占 5%。肿瘤血供丰富,CT 增强扫描可示强化的肿瘤全貌及其与气道及邻近纵隔器官结构的关系。螺旋 CT 多平面重建、三维重建及 CT 仿真支气管内镜成像能准确地测量病变支气管的长度,多角度、立体地观察肿瘤的部位及侵犯范围,为外科医师对准备行袖状切除或隆突再造手术的患者制订手术方案提供有价值的参考信息。

周围型典型类癌常发生在亚段支气管周围,很少发生在外周的肺实质内。呈类圆形、浅分叶、边缘光整的肿物,很少见有瘤周毛刺,直径一般>3 cm,瘤内可有多发粗点状或斑片状钙化。CT 显示肿物的形态、轮廓、密度优于 X 线平片。类癌有时很难与良性肿瘤鉴别,但一般良性肿物边缘更为锐利。不典型类癌在类癌中占 10%～20%,多为腺鳞癌,无特征性 X 线表现。与其他类型癌不易鉴别。纵隔淋巴结转移较多见,可达 10%～40%。

8.腺样囊性癌

腺样囊性癌在肺癌中所占比例<1%。好发生于大气道的腺体。由于气管腺体在膜部丰富,囊性腺样癌多发生在气管的后壁和后外壁。肿瘤呈息肉样或宽基肿物,向腔内、外生长。也可产生相应部位的肺阻塞性改变。CT 扫描可显示肿瘤的腔外部分,从而为制订手术或放疗方案提供信息。MRI 多平面扫描也有助于显示肿瘤的范围,但对有呼吸困难的患者,由于扫描时间过长患者不能耐受,而且容易产生伪影,故不适用。

9.黏液表皮样癌

黏液表皮样癌罕见,在肺癌中所占比例不足 1%。肿瘤起自大支气管或气管的黏液腺体,具有表皮样及黏液成分,可发生于任何年龄,以中央型为多见。肿瘤可骑跨在隆突部位。对中青年男性中央型肿瘤有慢性阻塞性病变者,应将黏液表皮样癌列入鉴别诊断,若 CT 发现瘤内有钙化,则本病的可能性更大,有时远端的支气管内可见黏液栓。周围型黏液表皮样癌无特异性影像表现。

(五)影像检查对肺癌 TNM 分期的价值

肺癌治疗方案的制订和预后在很大程度上取决于肿瘤的 TNM 分期,即肿瘤的侵犯范围(T)、有无淋巴结转移(N)及远处转移(M)。

1.T 分期

胸片的密度分辨率低,显示肿瘤与邻近结构的关系不够理想。CT 及 MRI 可以证实胸片所见,并进一步了解病变的侵犯范围,判断其期别。原发中央型肿瘤位于右上叶者应特别注意上腔静脉或主支气管、隆突;位于左上叶者应注意左主支气管,上、下叶支气管,主动脉弓、主-肺动脉弓和左肺动脉;位于右中叶、左中叶和两侧下叶者应注意心脏、心包、下肺静脉、食管、膈肌、下腔静脉和降主动脉等器官结构有无受侵。

(1)肿瘤的大小:根据原发肿瘤的最大直径是小于还是大于 3 cm 区分肿瘤属 T_1 还是 T_2 期。周围型肺癌的径线易于界定,对中央型肺癌且有肺不张者,胸片或 CT 平扫常无法辨别肿瘤的大小及其与纵隔结构、不张肺的界线。螺旋 CT 增强扫描血管及不张肺的强化先于肿瘤本身;MRI 的 T_2WI 像或增强扫描均有助于鉴别。

(2)肿瘤侵犯气管、支气管的部位及范围:肺癌侵犯隆突或气管者属 T_4。T_2 和 T_1 的区别在于前者与隆突的距离>2 cm,后者<2 cm。估计肿瘤侵犯支气管的长度及其与隆突的距离,对外科医师决定是否施行保全肺功能的袖状切除术有参考价值。薄层(3~5 mm)CT 及 MRI 扫描能提供有价值的信息,但传统 CT 仅能做横断面扫描,而主支气管为斜行走向,横断面扫描有很大的局限性。螺旋 CT 多层面重建及 MRI 冠状面扫描优于传统 CT,但均不能取代支气管镜检。

(3)胸壁受侵(T_3):外科医师对有胸壁受侵的肿瘤需行胸壁大块切除术,或辅以术前放疗。对胸片发现肿物贴近胸壁时,应及时行 MRI 或 HRCT 扫描。局部肋骨破坏是肿瘤侵犯胸壁的最可靠诊断指征。HRCT 有助于观察肿瘤突变者胸膜外脂肪,但不能据此肯定确有胸壁受累。胸膜纤维化、肿瘤伴随的炎症性胸膜增厚等均可使胸壁受累。肿瘤与胸膜面相邻范围>3 cm、肿瘤与胸壁的交界呈钝角等,均不是可靠的诊断依据。MRI 的 T_2WI 显示胸壁软组织内有与肿瘤信号一致的结节或肿物是可靠的诊断指征。虽然 MRI 观察肋骨破坏不如 CT 可靠,但软组织对比度高,对可疑胸壁受侵者应首选 MRI 扫描。

肺尖癌常可向上侵犯胸壁、臂丛神经、大血管等,即肺上沟瘤。MRI 的矢状面、冠状面 T_2WI 像最有诊断价值。螺旋 CT 扫描三维重建、容积显像有助于显示该处复杂的解剖结构,但仍以 MRI 为首选的检查方法。

(4)纵隔内重要器官结构受侵(T_4):肿瘤侵入纵隔内使心脏、大血管、脊椎、气管、食管等重要器官结构受侵(T_4)属外科手术禁忌证,CT 及 MRI 均能提供诊断信息,表现为肿瘤浸润于纵隔结构之间、脂肪间隙消失;包绕大血管、气管、食管的周径>1/2 周或使气管、大血管狭窄变形,或肿瘤伸入肺静脉及心房内、脊椎破坏等。影像学检查发现肺静脉受累并可能伸入左房时,应提醒外科医师准备行心包内结扎或体外循环下手术。胸膜转移亦属 T_4 范畴,但影像检查不敏感,影像检查常低估胸膜种植病变的数目和大小,甚至可为假阴性。胸腔积液很容易由 CT/MRI 检出。胸腔积液中检出癌细胞属恶性积液(T_4),但肺癌胸腔积液中有 5%~10% 为非恶性积液。

(5)同一肺叶内多发小结节:TNM 分期中将与原发肺癌同一肺叶内的多发小结节(过去称"卫星病灶")归入 T_4,提示其预后不良,但并非手术禁忌证。CT 扫描较有利于辨认此类小结节,但应注意大多数 CT 扫描检出的肺内小结节为良性病变。

2.N 分期

(1)纵隔淋巴结:指被包裹在纵隔胸膜以内的淋巴结,分为上纵隔淋巴结、主动脉区淋巴结及下纵隔淋巴结三大组。上纵隔淋巴结包括最上纵隔淋巴结(1区)、上段气管旁淋巴结(2区)、血管前及气管后淋巴结(3区)及下段气管旁包括奇静脉淋巴结(4区);主动脉区淋巴结包括主动脉下或称主动脉-肺动脉窗淋巴结(5区),主动脉旁或称升主动脉、膈神经旁淋巴结(6区);下纵隔淋巴结包括隆突区淋巴结(7区)、食管旁淋巴结(8区)及下肺韧带淋巴结(9区)。2、4、8、9 区又按左、右分为 L、R。如果有同侧纵隔转移淋巴结,在 TNM 分期中属 N_2,有对侧纵隔转移淋巴结属 N_3。术前已

确诊为 N_2 者,5 年生存率<10%。多区 N_2、同一区多个淋巴结转移、结外侵犯或原发肿瘤为腺癌有 N_2 者提示预后不良,有远处转移的概率达 50%～80%,但>75%的 N_2 属此范畴。

(2)纵隔胸膜以外的淋巴结:位于纵隔胸膜以外的淋巴结包括肺门淋巴结(10 区)、肺叶间淋巴结(11 区)、肺叶淋巴结(12 区)、肺段淋巴结(13 区)及亚段淋巴结(14 区),均按左、右分为 L、R。如有上述部位转移淋巴结属 N_1。传统 CT 由于扫描速度慢,只有横断面扫描,淋巴结与血管影不易鉴别,N_1 的检出率低。螺旋 CT 增强扫描及 MRI 的检出率较高。N_1 的预后较 N_0 差,但由于肺癌手术时常规清除这些部位的淋巴结,因此术前 N_1 分期是否准确在临床手术时无重要意义。除小细胞肺癌外,其他类型肺癌很少发生对侧肺门淋巴结转移(N_3)。

(3)纵隔淋巴结的影像分区:淋巴结的分区首先需界定 5 条假想水平线。①第 1 线:头臂静脉上缘。②第 2 线:主动脉弓上缘。③第 3 线:右上叶支气管上缘。④第 4 线:左上叶支气管上缘。⑤第 5 线:隆突角。

据上述假想水平线而界定纵隔各区淋巴结。①1 区:第 1 线以上气管前方。②2 区:第 1 线与第 2 线之间,气管两旁。③3 区:第 1 线与第 2 线之间,血管前方为 3A 区,气管后方为 3P 区。④4R 区:第 2 线与第 3 线之间气管右侧,包括奇静脉淋巴结。⑤4L 区:第 2 线与第 4 线之间,动脉韧带的内侧、气管左侧淋巴结。⑥5 区:动脉韧带外侧的淋巴结。⑦6 区:第 2 线之下、升主动脉、主动脉弓前外方的淋巴结。⑧7 区:第 5 线之下方隆突角处淋巴结。⑨8 区:食管两旁(7 区以外)的淋巴结。⑩9 区:肺韧带内、下肺静脉后壁及下方的淋巴结。

CT 扫描的空间分辨率高,增强扫描可清晰地辨认纵隔各区肿大淋巴结。由于血液流空效应,MRI 容易鉴别肺门及纵隔内的血管和淋巴结。冠状面扫描对观察 5 区、7 区优于横断面 CT,但空间分辨率低,呼吸伪影可导致淋巴结边缘模糊。因此,可以将几个相邻的小淋巴结误认为是一个大的淋巴结,从而高估淋巴结的大小。MRI 无法检出钙化,有时可将已钙化较大的淋巴结误认为肿大的转移淋巴结。

(4)影像检查对诊断转移淋巴结的价值及局限性:CT 及 MRI 均以大小作为转移淋巴结的诊断指标,但有一定的局限性,一般以短径>10 mm 作为诊断阈,也有人认为 5 区及 4L 区应以短径>6 mm 作为诊断阈。肺癌伴阻塞性肺炎或肺不张者,纵隔内>10 mm 的淋巴结也可以是良性反应性淋巴结,假阳性可达 20%～35%。约有 7%的转移淋巴结<10 mm,尤以腺癌最为常见。正电子发射体层成像(PET)可以提供肿瘤代谢的信息,而不是单纯根据大小做出诊断,敏感性较高。有学者比较 PET 和 CT 对检出纵隔转移淋巴结的价值,敏感性分别为 88%和 64%。反应性淋巴结也可以呈假阳性;小的转移淋巴结也可以是假阴性。PET 的另一缺点是解剖结构显示不细致。PET 与 CT 相结合可以将敏感性、特异性和准确率分别提高至 93%、97%和 96%。

(5)影像检查(T、N 分期)表现的临床意义:术前已由影像检查检出 N_2 的非小细胞肺癌的 5 年生存率低于 10%。术前未由影像检查发现而仅由手术清除纵隔淋巴结病理诊断为 N_2 者预后较好,5 年生存率可达 24%～40%。CT 扫描阴性时可以排除大的转移灶,有的学者认为可以直接剖胸探查,但手术时要十分仔细地清除纵隔内的淋巴结做病理检查,术前 CT 或 MRI 扫描有纵隔内肿大淋巴结者则应进一步做有创性检查,以鉴别肿大的淋巴结是良性或是转移病变,以便准确地进行 N 分期,并据此制订正确的治疗方案。CT 或 MRI 所示肿大淋巴结的部位有助于选择有创性检查方法,经颈纵隔镜检只能获取中纵隔、隆突前、气管前外侧、大血管后方的淋巴结,不能获取 5 区、6 区的淋巴结。8%肺癌患者纵隔镜检阴性而剖胸探查时有纵隔淋巴结转移,影像检查见 5 区、6 区的淋巴结肿大者应采用经左前纵隔开窗术活检。胸腔镜有助于获取8区及9区的淋巴结,支气管镜穿刺活检可用于7区肿大淋巴结检查。

CT和MRI是术前非损伤分期检查的重要组成部分,但由于具有一定的局限性,假阳性及假阴性率均较高;阅片的经验不同,也使诊断的准确率有所差异。影像学检查是外科医师术前估计手术难度及选择手术方案的重要参考,外科和影像科医师密切配合,必然可为患者选择最佳的治疗方案。

3.M分期

鳞癌常在以上各区淋巴结发生转移,小细胞肺癌、腺癌和大细胞肺癌常早期有远处转移,对肺癌根治术后30天内死亡者的尸检结果表明隐性转移的发生率可达30%,鳞癌则低于15%。鳞癌在无纵隔淋巴结转移的情况下罕有远处转移。

肾上腺、肝、脑和骨是肺癌常见的转移部位。术前胸部CT扫描范围常规包含有肾上腺。一般人群尸检发现2%有肾上腺无功能腺瘤,肺癌患者约有10%可发现肾上腺肿物,其中2/3为无功能良性腺瘤。CT平扫时以CT值<18 HU为指标,诊断肾上腺腺瘤的敏感性为88%,特异性及阳性预测值均为100%。肾上腺转移瘤的直径一般>3 cm,肿物较大,密度不均,轮廓不光整,增强后不均质强化。肺癌患者发现有小的肾上腺结节时应密切随诊观察或做MRI进一步检查。肾上腺无功能腺瘤MRI的T_1WI及T_2WI像均为相对低信号,梯度回波化学位移失相应成像时信号明显减低,注射钆喷酸葡胺(Gd-DTPA)后无强化,而转移瘤常有不均质强化。

非小细胞肺癌术后复发者约25%有脑转移。单发转移术后5年生存率可达10%～20%。腺癌及小细胞肺癌脑转移的发生率高。但目前多认为可以等到出现临床症状时再行脑CT检查。MRI检出脑转移灶的敏感性高,特别是脑膜及脊膜转移,远较CT优越,但在术前分期及随诊时常规进行MR扫描对提高远期疗效到底有多大价值尚无明确定论。

(六)肺癌的疗后随诊

原发肿瘤的期别越早,治疗越彻底,患者的生存时间通常越长。然而,这并不意味着早期治疗的患者就不会出现复发或转移。相反,由于早期治疗的患者生存时间较长,他们出现复发、转移或第二原发肿瘤的概率可能会随着时间的推移而增加。治疗的彻底性对于预防复发和转移至关重要。如果治疗不彻底,残留的肿瘤细胞可能会继续生长或扩散。由于恶性肿瘤治疗后存在复发、转移或第二原发肿瘤的风险,因此患者需要终身随诊。随诊可以帮助医生及时发现并处理任何新的或复发的肿瘤,从而提高患者的生存率和生活质量。

及时检出复发是使患者得到及时补救治疗、延长生存期的保证。目前肺癌手术或放疗后随诊的基本影像检查方法仍为胸部正、侧位片。术后或放疗结束时应拍胸片作为基线片以利于复查对比。众所周知,由于术后有胸腔积液、胸膜增厚,放疗后有放射性纤维化改变,患侧胸腔呈大片致密影,因此很难及时检出病变。纵隔内淋巴结转移或胸膜、胸壁复发的临床症状常很隐匿,因此CT增强扫描也应作为术后复查的基本检查手段。术后或放疗后6～8周应行基线CT扫描,以后2年内每3个月做胸片及每6个月作CT扫描复查对比,2年后可每年复查一次。如出现咯血、胸痛等症状应随时立即做全面的影像检查;对咯血疑有残端复发者,应在局部做薄层CT扫描。

治疗后由于纤维化改变,胸内器官结构向患侧移位,其程度不一。仔细对比观察一系列的治疗后影像表现十分重要。如果胸片发现纵隔再向对侧移位,提示患侧出现新的占位病变或胸腔积液,残腔中新出现气影时提示瘘管形成,可以由支气管残端复发或感染所致。

纵隔内淋巴结转移为最常见的胸内复发病变。CT增强扫描显示大小不等的肿大淋巴结,还可直接蔓延侵犯邻近器官,如食管、气道及大血管。

胸壁复发常见于周围型肺癌手术切除后。只能由CT或MRI检出。多由胸内复发肿物直接蔓延至胸壁呈不规则强化肿块。

支气管残端复发临床表现有咳嗽、咯血。CT增强扫描(薄层3～5 mm)示支气管残端不规则狭窄,局部可见不均质密度增高影,边缘不清。

放射治疗后肺内继发放射性纤维化改变,其形态与放射野一致,呈矩形的密度增高实变影,CT扫描显示其中的充气支气管聚拢、扭曲、扩张。如果这些充气的支气管又被不规则的实变所取代,或肺纤维化的外缘膨隆,提示复发。放射治疗半年以后,纤维组织内的细胞含水量降低,MRI的T_1WI和T_2WI像均呈低信号,如果T_2WI像上出现局部信号增高区,亦提示复发。肺癌在T_2WI像上呈中等信号,有时不易辨认,此外,MRI的空间分辨率低,较小的肿瘤亦不易被检出。用Gd-DTPA增强动态扫描有一定帮助。

除胸内局部复发外,远处转移也是肺癌治疗失败的主要原因。单纯放疗者最常转移到肾上腺、胰腺、结肠、脑;综合治疗(化疗、放疗)者常转移到胃肠道,而较少转移到中枢神经系统。上述现象可能与不同的治疗方法改变了肿瘤的生物学行为有关。

四、鉴别诊断

(一)气道阻塞性病变

中央型肺癌、结核、支气管腔内良性肿瘤均可引起节段性或叶或全肺阻塞性改变,鉴别时应注意观察阻塞病变的根部是否有肿物、阻塞远端的支气管内是否充有气体或黏液、纵隔内有无淋巴结肿大及其分布部位,对不典型的病变应注意结合临床病史,不可仅凭影像表现即做出诊断。除胸部正、侧位胸片外,CT扫描(相应支气管开口处薄层扫描)可以提供有价值的诊断信息。

1.结核

支气管内膜受累或肺门淋巴结肿大压迫、侵犯支气管或肺叶、段干酪性结核病变均可以引起肺叶或肺段实变。

(1)肺:以一段或多段多于全叶受累。有时可见不同肺叶或对侧有播散病变。如果全叶均为干酪性病变则该叶体积可增大,叶间裂膨隆。肺癌引起的阻塞性改变多为阻塞远端全段或叶肺不张(或炎症)。

(2)支气管:结核性支气管病变可扭曲狭窄,局部有时可见钙化,而无肿物,远端支气管充气、聚拢、扭曲。肺癌的受累支气管呈杯口状或鼠尾状狭窄或中断,局部可见肿物(反"S"征)。增强CT扫描见肿物密度不均,低于不张肺组织,肿物轮廓不光整。

(3)纵隔内淋巴结:结核所致的肿大淋巴结的发病部位与淋巴引流区无明显相关,可有钙化或边缘环形强化。肺癌的转移淋巴结与引流区分布有关,鳞癌的转移淋巴结偶尔可见边缘环形强化,但罕见于腺癌、小细胞癌。

(4)临床表现:除咳嗽、血痰外,结核患者常有长期低热、盗汗等结核中毒症状,应注意了解有无糖尿病或结核菌接触史,对多次支气管镜及活检未发现肿瘤者更应警惕非癌病变的可能性,结核患者经手术治疗后常可引起结核播散,导致病情进展恶化,因此不可只根据影像表现草率诊断。

2. 支气管腔内良性肿瘤

支气管腔内良性肿瘤罕见,可以是起源于间质组织的肿瘤,如血管瘤、纤维瘤、脂肪瘤或纤维软骨脂肪瘤(错构瘤)。病变常较小而局限(不向腔外生长),CT薄层扫描(1～1.5 mm)可见瘤内为脂肪(脂肪瘤)或脂肪及钙化(错构瘤),其他肿瘤则呈软组织密度。阻塞的远端常可见支气管扩张充气。肺门部无肿物,绝大多数在纵隔内无肿大淋巴结。临床病史较长,与肺中央型鳞癌不难鉴别,但与类癌、黏液表皮样癌的影像表现有时鉴别有一定困难。

3. 原发肺淋巴瘤

原发肺淋巴瘤十分罕见,绝大多数是非霍奇金淋巴瘤。淋巴瘤可以呈节段性分布。有时可侵犯多叶,肺门根部常无肿物,受侵肺内常见充气的支气管。如果纵隔内见到淋巴结肿大,往往与引流分布区无关。

4. 结节病

结节病偶可呈一叶实变不张,但阻塞支气管的根部无肿物。

(二) 肺实质肿物(结节)

肺实质肿物(结节)以良性病变居多,但由于肺癌发病率的上升,结核病也在全球卷土重来,肺内结节始终是影像诊断的热点及难点。应仔细分析病变的大小、部位、形态、轮廓、密度、内部结构及周围组织改变。

众所周知,"同病异影,异病同影",边缘光整的病变可以是肺部的良性肿瘤、炎性假瘤、结核球或矽肺结节,也可以是恶性的类癌、小细胞癌、大细胞癌或孤立性肺转移。边缘有毛刺的病变常为肺腺癌,但也可以是局灶性慢性肺炎或他处原发腺癌的肺转移。病变内有充气的支气管或小空泡可以见于肺泡癌,也可以见于淋巴瘤、局灶性慢性肺炎或真菌感染。过去认为病变的倍增时间短于2周或长于2年是良性病变的可靠诊断依据,但恶性肿瘤内出血可使肿物迅速增大,一些发展慢的肺癌的倍增时间也可以在2年以上。近年报道CT动态增强扫描示病变强化<15 HU为良性病变的指征,但仍需多研究中心协作观察更大宗病例的结果。总之,全面观察、仔细分析及获取一系列的胸片观察其形态、大小的改变对鉴别诊断十分重要。

1. 结核球

结核的干酪病变融合,纤维包裹,常形成边缘光整的类球形结节或肿块。大多数位于上叶后段或下叶背段,但也不乏发生于非典型部位者,外形可规则或不规则,轮廓往往平直成角。基于其炎症的特性,边缘可有长的触角状或条索状影,邻近常有胸膜增厚粘连,与肺癌因成纤维反应或癌细胞沿小叶间隔浸润所致之毛刺和胸膜内陷有所不同,但有时也极难鉴别。结核结节(肿块)的周围常可见斑片状的卫星病灶,肺癌虽然也可以有周围瘤灶(T_4),但极罕见(<1%)。结核空洞的洞壁多较厚而光整,与肺癌因坏死而致的洞壁结节状增厚有所不同;洞内很少见有液平面。结核空洞也可呈新月状或"圈套圈"的怪异状。结核也可与肺癌同时存在。对一个肺结核患者出现新的局灶性病变时,应详细询问近期临床症状的变化,做HRCT扫描观察新病灶与其内部结构,密切动态观察,以免漏诊肺癌。

2. 局灶性慢性肺炎

肺炎病程在4周以上未完全吸收者有时形成局灶性结节(肿物),需与肺癌鉴别。CT扫描有一定价值,病变常位于肺的外周靠近胸膜(68%),呈扁平形(45.5%)或三角形,可能与周边的病灶引流不畅、吸收不良有关,病变中央有低密度区域空泡,轮廓也可呈不规则形,不同层面的图像有时可见病变形态有明显的变化,提示病变不是球形肿物,而是一个吸收过程不规则的炎性病变所形成的类结节或肿块。对一个位于周边贴近胸膜的肺实质结节(肿物),应详细询问病史,做 HRCT 扫描时应注意包括整个病灶,不要只简单地取一两层近中心的层面,以便仔细地观察病变的全貌。

3.肺隔离症

肺隔离症是由主动脉另外一分支供血,而不是由支气管动脉供血,且发育不良的肺组织,肺内隔离由肺静脉引流,肺外隔离由体静脉引流。发生在成年人的肺隔离症较多为肺内隔离,好发生在肺的基底部,发生在左下叶后基底段者约占 75%。隔离肺未和支气管相通者表现为贴近横膈或后胸壁的软组织肿物影,边缘光整,CT 扫描可见其内的低密度区。如果已和支气管相通,可有液平。对可疑为隔离肺的患者,应做 CT 增强扫描观察有无由主动脉分出的供血动脉,螺旋 CT 扫描三维重建或 MRI 多平面成像可以提供很有价值的信息,既可观察供血动脉,又可观察引流静脉的去向。

4.矽肺Ⅲ期

矽肺患者的矽结节融合成团,可在胸膜下或肺实质内形成圆形、楔形或不规则形的团块,多位于上肺野,也可以发生在中、下肺野,其轮廓较光整,邻近常可见粗的纤维条索影及局限性肺气肿或肺大疱。肺门纵隔内可见较广泛的钙化淋巴结,有时呈蛋壳状钙化为其特征。有典型的职业病史者诊断并不困难,但矽肺患者可以合并肺结核或肺癌,MRI 对确定诊断十分有价值,矽肺团块主要由纤维成分所构成,在 T_1WI 和 T_2WI 像上均表现为有特征性的低信号。

5.球形肺不张

球形肺不张是由于局部胸膜粘连,限制了肺的扩张所致的特殊类型肺不张。多位于肺底或肺的后部,呈圆形或类圆形边缘清楚的肿物。CT 或病灶体层可以显示血管及支气管影呈弧形向肿物中心卷入,有如蜗牛状或彗星尾状,以 CT 更为优越。斜位透视或点片也有助于显示肿物与胸膜的关系。

6.肺良性肿瘤

肺良性肿瘤较少见,主要有腺瘤、纤维瘤、肌瘤、软骨瘤、血管瘤、神经瘤、错构瘤等。肺良性肿瘤多呈圆形病灶,并且有包膜,所以外形整齐,边缘光滑,与正常肺组织有明显分界。其发展均较慢,在较长的时间(6个月)内,其大小一般都无明显改变。X 线检查诊断并无困难,但肺内遇有孤立圆形病灶,并不能立即排除癌瘤。良性肿瘤的边缘规整,而支气管肺癌肿瘤边缘多毛糙或为分叶状。因此,应立即采取有效的检查方法,并给予积极治疗,而绝对不可等待观察其发展情况,然后再进行诊断,以致失去癌瘤的鉴别诊断及手术机会。

(三)肺弥漫性结节病变

弥漫性肺泡癌并不常见,但往往易被误诊为亚急性或慢性血行播散性肺结核。弥漫性肺泡癌呈广泛的密度较高、大小相仿、边缘较清楚的小结节,部分也可有融合。患者可有低热。典型的症状是每日有大量(以升计算)的白色泡沫样痰。亚急性或慢性血行播散性肺结核的肺部病变新旧不同,渗出、增殖、纤维、空洞性病变常可同时存在。患者有结核中毒症状,无大量泡沫样痰,痰中可检出抗酸菌。

罕见的肺的 B 细胞非霍奇金淋巴瘤有时也可表现为弥漫性结节病变,边缘较模糊,有时可以融合成片有如肺炎,可以有支气管空气征或空洞,但不一定有胸内肿大淋巴结,同时合并有皮肤病变者,活检可获组织学诊断,必要时只能开胸活检以明确诊断。

第八节 纵隔原发肿瘤

纵隔肿瘤分为原发性肿瘤与继发性肿瘤。原发性纵隔肿瘤的种类较多,以胸内甲状腺肿、胸腺瘤、畸胎类肿瘤、淋巴瘤、淋巴管囊肿、支气管囊肿、心包囊肿、食管囊肿、神经源性肿瘤最常见。

一、胸内甲状腺肿

(一)概述

胸内甲状腺肿包括胸骨后甲状腺肿及先天性迷走甲状腺。肿块多数是甲状腺肿、囊肿或腺瘤,少数为恶性。患者多无明显症状,常在体检时被发现。肿瘤压迫或侵犯周围组织可出现压迫症状,如胸骨后不适、气管压迫症状等。

(二)影像检查方法的选择

X线胸片用于初步筛查该病,但容易漏诊。平扫及增强胸部CT、胸部MRI能清楚显示胸内甲状腺及胸内甲状腺肿所致的纵隔内大血管、胸膜、心包受累;胸部CT冠状位与矢状位重建图像、胸部MRI的冠状位与矢状位图像能清晰显示肿块与颈部甲状腺的关系。

(三)影像学表现

1.好发部位

胸内甲状腺肿好发于前纵隔上部,常位于一侧。

2.形态与密度

胸内甲状腺肿多数肿块呈软组织密度(MRI表现为不均匀的T_1WI等信号、T_2WI高信号),内常可见低密度囊变、斑片状钙化。增强扫描,胸骨后甲状腺组织可明显强化,CT值可达100HU以上。

3.其他征象

胸骨后甲状腺组织向上与颈部甲状腺相连,气管受压向对侧和后方移位。

(四)鉴别诊断

右上纵隔的胸内甲状腺肿需与无名动脉伸展扭曲及无名动脉瘤鉴别,后者多有搏动。

二、胸腺瘤

(一)概述

胸腺瘤分为淋巴细胞型、上皮细胞型和混合型。10%～15%的胸腺瘤是恶性的,称为侵袭性胸腺瘤。侵袭性胸腺瘤常发生种植转移,血行或淋巴转移少见。依据肿瘤的包膜是否完整,以及肿瘤是否侵犯周围组织结构来判定胸腺瘤的良恶性,组织学诊断不可靠。患者多无明显症状,在体检时被发现。胸腺瘤成人多见,约30%胸腺瘤患者有重症肌无力,约15%的重症肌无力患者有胸腺瘤。少数患者伴有低γ球蛋白血症或红细胞再生不良。

(二)影像检查方法的选择

X线胸片用于初步筛查肿瘤,但容易漏诊。平扫及增强胸部CT、胸部MRI能清晰显示胸腺瘤及其所致的纵隔内大血管、胸膜、心包受累。

(三)影像学表现

1.好发部位

胸腺瘤好发于前纵隔中部。

2.形态与密度

胸腺瘤多数肿块呈类圆形,边缘清晰光滑,可呈分叶状。肿块多呈均匀软组织密度(MRI表现为不均匀的T_1WI等信号、T_2WI高信号),内有时可见斑点状钙化。实性胸腺瘤有强化。

侵袭性胸腺瘤肿块边缘不规则,有明显分叶;肿块周围的脂肪间隙消失;种植转移表现为胸膜不规则增厚与胸腔积液,心包增厚与心包积液,多局限于一侧胸腔。

(四)鉴别诊断

胸腺瘤需与胸腺增生、胸内甲状腺瘤、畸胎瘤、升主动脉瘤相鉴别。胸腺增生也表现为胸腺增大,但其正常形态仍存在。胸内甲状腺瘤常位于气管的前方或侧方,可随吞咽上下移动,CT增强时实质明显强化,且对比剂在肿块中持续时间较长。畸胎瘤常发生在中青年,可无症状,或有反复发作的肺部感染,有时可有咳出毛发或油脂样物的病史,X线检查肿块内可有牙齿或骨骼钙化影,CT扫描肿块内部可见脂肪密度和钙化、骨化。升主动脉瘤行胸部CT扫描可显示升主动脉局限性瘤样扩张,诊断有困难时可行CTA或MRA检查。

三、畸胎类肿瘤

(一)概述

畸胎类肿瘤包括囊性畸胎瘤(皮样囊肿)和实性畸胎瘤(畸胎瘤)。皮样囊肿包含外胚层和中胚层组织,畸胎瘤包含三个胚层的组织。患者多无明显症状,常在体检时被发现。部分畸胎类肿瘤患者可咳出毛发或豆渣样物。肿瘤压迫或侵犯周围组织可出现压迫症状:胸骨后不适、上腔静脉受压症状、气管压迫症状、食管压迫症状等。

(二)影像检查方法的选择

X线胸片用于初步筛查肿瘤,但容易漏诊。胸部CT是畸胎类肿瘤最佳影像检查方法。胸部MRI因显示钙化、骨化不佳,较少用于检查畸胎类肿瘤。

(三)影像学表现

1.好发部位

畸胎类肿瘤多位于前纵隔中部,较大的肿瘤可突向中后纵隔,甚至胸腔。

2.形态与密度

多数肿块呈类圆形,边缘清晰光滑,可有分叶。皮样囊肿呈均匀囊性密度,囊壁常见蛋壳样钙化。实性畸胎瘤呈混杂密度,内可见软组织密度、脂肪密度、水样密度、钙化,肿块内脂肪液平面具有一定特征性。肿瘤内骨化及牙齿影是畸胎类肿瘤的特征性表现。实性畸胎肿瘤可见强化。

3.其他征象

肿块短期内迅速增大,可能是肿瘤继发感染、出血、恶变所致。肿瘤破裂可引起肺内感染。

(四)鉴别诊断

囊性畸胎瘤需与心包囊肿、胸腺囊肿等鉴别。心包囊肿多位于心膈角区,右侧多见,呈圆形或椭圆形,密度均匀,轮廓光整,无钙化。不典型者难以与胸腺囊肿鉴别。

实性畸胎瘤不典型者难以与胸腺瘤、淋巴瘤及其他生殖细胞肿瘤等鉴别。

四、淋巴瘤

(一)概述

淋巴瘤可单独在胸内发生,也可是全身淋巴瘤的胸内表现。淋巴瘤分为霍奇金淋巴瘤(霍奇金病)与非霍奇金淋巴瘤,霍奇金淋巴瘤侵犯纵隔更多见。淋巴瘤好发于青少年、老年人,病程短,进展快,常有发热、浅表淋巴结肿大。

(二)影像检查方法的选择

X线胸片用于初步筛查肿瘤,但容易漏诊。平扫及增强胸部CT、胸部MRI能清楚显示淋巴瘤及其所致的纵隔内大血管、胸膜及心包受累。

(三)影像学表现

1.好发部位

淋巴瘤多位于中纵隔的上中部。

2.形态与密度

淋巴瘤多数肿块呈类圆形,边缘清晰光滑,部分淋巴瘤容易融合成分叶状团块。多数肿块呈均匀软组织密度(MRI表现为不均匀的T_1WI等信号、T_2WI高信号)。增强扫描肿块呈轻度强化,易包绕血管。淋巴瘤常为双侧病变,对放射治疗很敏感。部分患者有肺内和心包浸润,常表现为肺内网线状或网状小结节影,以及心包积液。

(四)鉴别诊断

淋巴瘤需与结节病、淋巴结结核、转移性淋巴结肿大相鉴别。结节病一般症状轻微,大部分可以自愈。常以双侧肺门、隆突下和气管旁淋巴结增大为其特征,具有对称性,淋巴结可融合成块。淋巴结结核的淋巴结肿大多为一侧性,CT增强扫描多呈环状强化。肺内多有结核病变。转移性淋巴结肿大常以单侧肺门或纵隔分布,大多有原发肿瘤病史。

五、淋巴管囊肿、支气管囊肿、心包囊肿、食管囊肿

(一)概述

淋巴管囊肿、支气管囊肿、心包囊肿、食管囊肿为先天性疾病。淋巴管囊肿内壁为内皮细胞,可为单房、多房囊肿或海绵状淋巴管瘤。支气管囊肿壁有呼吸道上皮结构,极少与支气管腔相通。心包囊肿内壁是单层间皮细胞,外壁是疏松结缔组织。食管囊肿壁有消化道上皮结构(黏膜层、黏膜下层和肌层)。患者多无明显症状,常在体检时被发现。肿瘤压迫或侵犯周围组织可出现压迫症状。

(二)影像检查方法的选择

X线胸片用于初步筛查肿瘤,但容易漏诊。平扫及增强胸部CT、胸部MRI能清楚显示纵隔囊肿及其与纵隔内大血管、胸膜、心包的关系。

(三)影像学表现

1. 好发部位

淋巴管囊肿多位于前纵隔,中上部多见;支气管囊肿常位于气管杈以上的气管旁;心包囊肿多位于心膈角区,右侧多见;食管囊肿多位于后纵隔前部或食管旁。

2. 形态与密度

多数肿块呈类圆形,边缘清晰光滑,部分边缘模糊。多数肿块呈均匀水样密度(MRI 表现为 T_1WI 低信号、T_2WI 高信号)。增强扫描囊肿无强化。

(四)鉴别诊断

食管囊肿应与支气管囊肿鉴别,后者气管与支气管有局限性压迹,表现为软组织密度者与淋巴结和实性肿瘤相鉴别,淋巴结和实性肿瘤增强扫描时多有强化。

六、神经源性肿瘤

(一)概述

神经源性肿瘤可起源于周围神经、交感神经或副交感神经。神经鞘瘤、神经纤维瘤、神经节细胞瘤为良性肿瘤,恶性神经鞘瘤、神经母细胞瘤为恶性肿瘤。后纵隔的副神经节瘤少见。部分患者伴有神经纤维瘤病。患者多无明显症状,常在体检时被发现。神经压迫症状为常见临床表现。

(二)影像检查方法的选择

X 线胸片用于初步筛查肿瘤,但容易漏诊。平扫、增强胸部 CT 横轴位、冠状位与矢状位重建图像能清楚显示纵隔肿瘤及其所致的纵隔内大血管、胸膜、心包受累。平扫及增强胸部 MRI 是后纵隔神经源性肿瘤的最佳影像检查方法。

(三)影像学表现

1. 好发部位

神经源性肿瘤多位于后纵隔椎体旁。

2. 形态与密度

神经源性肿瘤多数肿块呈类圆形,边缘清晰光滑。少数神经源性肿瘤的部分肿块位于椎管内,部分位于脊椎旁呈哑铃状。多数肿块呈均匀软组织密度肿块,其内有时可见低密度囊变或钙化。神经母细胞瘤内可见大量钙化。增强扫描肿块可见强化。

3. 其他征象

肿瘤压迫邻近肋骨或脊椎出现骨质吸收、骨质侵蚀、骨质增生,但无骨质破坏。哑铃状肿块常使椎间孔扩大。

4. 恶性征象

恶性神经源性肿瘤的肿块边界不规则,邻近肋骨或脊椎出现溶骨性骨破坏,侵犯胸膜。

(四)鉴别诊断

神经源性肿瘤需与以下疾病相鉴别。①食管外生性肿瘤:除见软组织肿块外,食管壁呈环形增厚,上方管腔扩张,结合钡餐透视诊断不难。②食管裂孔疝:CT 扫描时,让患者口服对比剂可鉴别,腹部食管扩张或中心腱上方出现胃组织,都表明有食管裂孔疝的存在。③脊柱结核:多见椎体融冰样、碎玻璃样骨质破坏,破坏区内沙砾样死骨、脊柱旁冷脓肿形成为其典型表现。④脊柱骨肿瘤:脊柱肿块病变多以溶骨或成骨型骨质破坏为主,软组织肿块改变较轻。

第二章 消化系统疾病的影像诊断

第一节 食管癌

一、概述

食管癌是我国高发的恶性肿瘤,多为鳞状细胞癌,少数为腺癌。进行性吞咽困难是食管癌的典型症状。早期食管癌往往无明显的临床表现,有时可因黏膜糜烂、局部痉挛引起胸骨后不适、异物感等。随着疾病的发展,管腔狭窄加重,进而导致食物吞咽困难,此时就诊者大多数已属于中晚期病变。其后期还可伴有因梗阻导致的食物反流、持续吐黏液;肿瘤溃疡外侵引起的疼痛、出血;肿瘤压迫气管或支气管发生气短和干咳、压迫喉返神经出现声音嘶哑;侵犯膈神经产生呃逆或膈神经麻痹;肿瘤穿孔至纵隔、气道、大血管而出现纵隔脓肿、肺炎、大出血等。

早期食管癌包括原位癌和早期浸润癌,肿瘤仅侵及黏膜和黏膜下层,未达肌层。大体类型可分为以下几型。①隐伏型(也称为平坦型):病变部食管黏膜厚度近似正常,局部黏膜仅呈充血改变,肉眼常难以辨认。②糜烂型(也称为凹陷型):局部黏膜糜烂、凹陷,病灶边缘不规则,与正常组织分界清楚,糜烂区内呈细颗粒状,偶有残余的正常黏膜小岛。③斑块型(也称为隆起型):病变处黏膜略有高起,表面粗糙,纵行及横行皱襞增粗、中断,范围一般较大。④乳头型:肿瘤呈乳头状或息肉状突向食管腔内,直径常为1~3 cm,与周围正常黏膜分界清楚,表面光滑,偶有糜烂。

肿瘤侵犯食管肌层,或有远处转移者为中晚期食管癌,可分为下列五种类型。①髓质型:最为常见,占60%~70%。肿瘤多累及食管周径的大部或全部,上下界呈坡状隆起,管壁增厚,表面常有深浅不一的溃疡和结节。②蕈伞型:较少见,肿瘤扁平,多限于管壁周径的一部分,呈蘑菇状或卵圆形,突入食管腔内,边缘界线清楚,隆起并外翻,表面多有浅溃疡。③溃疡型:较少见,肿瘤发生于食管壁的一侧,表现为较深的溃疡,边缘不规则,稍有隆起,基底部多侵入食管肌层或周围纤维组织中,可引起食管穿孔。④缩窄型:少见,病变累及全周食管,呈明显环形狭窄,范围较短,近端多伴有对称性扩张。⑤腔内型:少见,肿瘤呈圆形或卵圆形突入腔内,占据食管管腔,有较宽的基底与食管壁相连,表面常有糜烂或小溃疡。

食管癌的扩散和转移有四种方式。①壁内扩散:癌细胞可向食管壁的深部及周围浸润,还可沿黏膜下层的淋巴管纵向播散,扩散灶可远距原发灶,酷似另一个病灶。②侵犯邻近器官:食管上段癌可直接侵犯气管、喉及颈部软组织;中段癌可侵入气管、支气管形成食管气管瘘,或侵犯主动脉引起大出血,也可侵入胸导管、奇静脉、胸膜及肺组织;下段食管癌可累及贲门或心包。③淋巴转移:食管癌可较早出现淋巴转移,多数转移灶以淋巴引流区域为主,部分病例可出现跳跃式转移。④血行转移:发生率较低,多见于晚期患者,最常见转移至肝与肺。

二、影像检查方法的选择

影像学检查不仅能够对食管癌提供明确的诊断,还可以进行食管癌的肿瘤分期,以帮助临床设计合理的治疗方案及评估预后。各种影像学检查方法,包括 X 线造影、CT、MRI、PET 都可应用于食管癌的检查,食管钡餐造影和胸部 CT 扫描较为常用。

(1) 传统的钡餐造影是诊断食管肿瘤最基本、简便、有效的方法,通过观察食管的蠕动情况、充盈缺损的形态、黏膜改变、管壁的舒张性、管腔的狭窄及梗阻程度能够明确病变的解剖部位、范围、性质及其与周围结构的关系,从而有助于临床分期,以及选择治疗方法。此方法常用于食管疾病的诊断、普查和追踪肿瘤的发展演变过程,以及治疗后的随访。但造影检查不能直接观察食管腔外肿瘤的生长和侵犯情况,且对较早期肿瘤的诊断仍存在一些困难,部分病变不能发现,或发现异常不能定性。所以,针对早期病变一定要进行低张双对比造影,多轴位仔细观察全程食管的黏膜、食管壁的柔软度和食管的动态收缩情况,以期提高诊断水平。

(2) 胸部 CT 扫描是食管癌定性诊断和分期的重要影像学检查手段,它不仅可以显示肿瘤在食管腔内外的生长情况,还可以观察病变与纵隔内组织、器官的关系及肿瘤的外侵程度,也可帮助判断纵隔淋巴结转移、发现扫描区域内的其他脏器转移,对确定肿瘤的手术可切除性、设计个体化的放疗计划提供重要信息。同时,CT 扫描对于食管癌鉴别诊断、评估放疗或化疗的疗效有很大的价值,也是监测手术后或放疗后胸腔内复发或转移的首选检查方法之一。CT 扫描对食管癌 T_4 期肿瘤的诊断较为可靠,但对 $T_1 \sim T_3$ 期的鉴别比较困难,因其诊断主要依据是病变处食管壁的厚度。通过观察食管周围脂肪层变化、肿瘤边缘及相邻器官形态等征象,CT 扫描可以对食管癌的外侵做出一定判断,而对淋巴结转移的诊断准确率尚不高。

(3) 近年来,随着扫描技术的不断发展和完善,MRI 在临床上的应用也越来越广泛。它能够较好地分辨各种组织结构、观察肿瘤的组织学特点;能够清晰显示食管周围脂肪层,多平面地观察肿瘤是否侵犯邻近组织、器官;能够发现周围肿大淋巴结;不必注射对比剂即能显示肿瘤和大血管的关系等。MRI 可以提供食管癌的临床分期信息,可以帮助临床医生选择治疗方法,还可以应用于治疗后患者的随诊。MRI 新的检查技术,如扩散加权成像(DWI)、磁共振波谱技术(MRS)等逐步开展应用,使食管癌 MRI 的诊断及分期也有了一定程度的提高。MRI 的缺点是空间分辨率较低,扫描时间较长,价格较高,易产生运动伪影。MRI 对食管癌的分期诊断指标及效果与 CT 相仿,目前临床的认识程度和应用仍不及 CT 扫描。

(4) 作为功能性检查,PET 常在肿瘤形态、结构改变之前就能发现代谢异常,从而能早期发现肿瘤或治疗后变化,PET 是对 CT、MRI、EUS 等影像检查的有益补充。PET-CT 是 PET 和 CT 功能及解剖影像的同机融合,可以同时显示病变的形态学特征和代谢功能信息,有效地弥补了各自的不足,为影像学开辟了新的研究领域。PET/PET-CT 显像对判定肿瘤性质和发现远处转移,优于 CT、MRI 等检查,同时摄取程度和肿瘤浸润深度有很好的相关性。此外,PET/PET-CT 还能够较好地鉴别手术瘢痕和复发,帮助放射治疗制订计划、减少肿瘤照射靶区体积,并有效评价放化疗的疗效。由于 PET 的空间分辨率有限,<5 mm 的病灶往往不能明确显示,对 T_1 期病变的检出存在一定的局限性。PET-CT 融合图像虽在一定程度上解决了这一问题,但 PET-CT 价格较为昂贵,医院及检查普及程度较低。

三、影像学表现

(一)钡剂造影表现

1.早期癌

(1)隐伏型:肿瘤生长于黏膜表面,病变平坦。造影常无阳性表现,或仅见病变处管壁略显僵硬,此型易被漏诊。

(2)糜烂型:病变处黏膜紊乱中断,伴有浅表溃疡。造影表现为斑点状或虚线样存钡区,边缘黏膜可轻微隆起呈地图状,管壁舒张稍有受限。

(3)斑块型:病变处黏膜不规则肿胀、隆起,粗细不均匀,有如卧蚕状,表面粗糙呈颗粒状或伴有浅表糜烂,局部管壁较僵硬,扩张受限。

(4)乳头型:肿瘤呈乳头状、结节状或息肉状充盈缺损,突入管腔,边界清楚,病变部位黏膜中断,局部管壁舒张度差。病变较大者可类似于进展期食管癌。

2.中、晚期癌

(1)髓质型:病变多呈全周性的不规则充盈缺损,黏膜破坏,常伴有大小不等的龛影,病变与正常食管的移行段呈斜坡状,管壁增厚僵直,管腔狭窄,钡剂通过可有受阻。肿瘤外侵明显者管腔走行扭曲成角。

(2)蕈伞型:病变为食管壁一侧向管腔内生长与长轴一致的蕈状扁平样充盈缺损,底部不规则,表面可伴有溃疡,肿物上下缘较为整齐,呈弧形,病变对侧食管壁多规则、柔软,梗阻不明显。

(3)溃疡型:病变表现为腔内或腔外的龛影,边缘不规则,移行带可较清楚,溃疡底部凹凸不平,黏膜中断,管腔狭窄可不明显。

(4)缩窄型:病变处管腔呈环状或漏斗状狭窄,多<5 cm,局部黏膜平坦,管壁僵直,扩张差,钡剂通过严重受阻,近端食管内可有大量造影剂潴留。

(5)腔内型:病变段管腔内被较大的息肉状充盈缺损充填,并浸润食管壁,肿瘤表面有糜烂或浅溃疡所致的斑驳状钡剂残留,局部管腔明显膨大增宽,钡流受阻可不明显。

3.食管癌的特殊表现

(1)食管多原发癌或多段癌:多原发癌指两段癌之间有移行的原位癌、重度及中度食管上皮不典型增生或正常上皮相隔,但没有淋巴管或血管内瘤栓。多段癌指肿瘤沿纵向的淋巴播散。食管的多原发癌发生率为0.8%～3.4%,多段癌有报道发生率高达10.8%,因此食管造影检查时必须认真地检查食管全长。

(2)食管癌并发穿孔:晚期食管癌并发穿孔而造成食管-气管(支气管)瘘,或食管-纵隔瘘,造影检查时可见病变处外溢的造影剂进入气道内或进入纵隔形成不规则存钡区。对怀疑有食管癌并发穿孔的患者在检查时应使用碘油作为造影剂。

(3)食管癌合并其他食管病变:发生食管癌的患者,若同时伴有其他食管病变,如反流性食管炎、食管裂孔疝、食管憩室、贲门失弛缓症等,造影检查除显示食管癌表现外,还伴有其他病变的影像学征象。

(二)CT表现

通过在横断面图像上观察食管壁的厚度,CT扫描能够发现肿瘤造成的食管壁一侧或全周不规则增厚,以及肿物在食管腔内外的生长情况。CT扫描在观察食管纤维膜外脂肪层的情况,判定肿瘤与周围组织、器官的关系,提示肿瘤有无外侵方面有一定的优势。食管癌可侵犯的组织、器官包括气管、支气管、主动脉等大血管、心包、椎前筋膜等。如CT扫描示气管或支气管明显狭窄、后壁毛糙、不规则可确定为气管受侵;气管或支气管后壁受压推移、狭窄但轮廓仍光整者,气管黏膜受侵和未受侵约各占半数,需做支气管镜进一步明确。食管癌较少直接侵犯主动脉,CT扫描示肿瘤与主动脉相邻处脂肪间隙消失,接触面>90°,主动脉管腔局部变扁者,可以确诊为主动脉受侵;相邻处<45°,脂肪间隙存在者提示主动脉未受侵;介于两者之间为可疑受侵。CT扫描示肿瘤与心脏相邻部位正常脂肪间隙消失、界线不清,心包凹陷变形者提示心包受侵。肿瘤与椎前筋膜之间脂肪层消失,相邻切面毛糙,或椎前筋膜不规则增厚则提示椎前筋膜受侵。

食管癌多表现为高血供肿块,增强CT扫描能够有效帮助肿瘤的诊断和鉴别诊断。螺旋CT扫描多平面重建可以多角度显示邻近组织的关系,观察肿瘤与周围器官的接触范围,为肿瘤外侵的判定提供了更多的信息。

CT扫描可以检出病变周围、纵隔内、锁骨上、腹腔内的肿大淋巴结。对食管癌淋巴结转移的判断常常以淋巴结的部位、大小、强化程度等因素来决定。总的来看,病变段淋巴引流路径的淋巴结、淋巴结短径>8 mm、增强扫描有强化者转移证据较为充分,但有一定的假阳性和假阴性。食管癌的区域性转移淋巴结与肿瘤本身在CT图像上有时难以分辨。

食管癌其他器官的转移(如肝转移、肺转移等),往往具有转移瘤所共有的一些特征性表现,利用CT扫描做出明确诊断并不困难。

(三)MRI表现

食管壁的信号与肌肉组织相似,肿瘤在T_1WI呈低信号,T_2WI呈高信号,其内信号不均匀,扩散加权成像(DWI)呈扩散受限高信号。增强扫描肿瘤可以有较为明显的强化表现。正常食管胸上段及下段在图像上显示清楚,中段在左心房后被压不易显示。MRI显示食管周围的脂肪间隙较CT更为清楚,且MRI可行横断面、冠状面及矢状面三维成像,故可较准确地观察肿物的长度、外侵的范围。MRI对食管癌和侵犯纵隔的诊断指标与CT相仿。

MRI也可以同时检出周围肿大淋巴结和发现其他脏器转移。

(四)PET/PET-CT表现

PET和PET-CT显像是根据正电子示踪剂的聚集部位或聚集量,而对肿瘤做出定位(病变部位)、定性(病变的良恶性)、定量(病变代谢活性)和定期(肿瘤分期)的诊断。食管癌的原发灶与转移均表现为示踪剂高摄取,病变处有较高的放射性浓聚,通常以最大标准摄取值(SUV_{max})>2.5作为判定恶性病变的阈值。

PET和PET-CT检查可一次连续成像得到全身断层图像,并可从三个不同断层方向对图像进行立体分析,这对确定肿瘤转移范围有很大帮助。

四、鉴别诊断

食管癌需与食管其他恶性肿瘤相鉴别。食管其他恶性肿瘤均具有恶性征象,缺乏特异性表现,影像学检查往往难以与食管癌相鉴别。食管间质肉瘤可于胸片上见后纵隔肿物。食管造影为腔内较大肿块,管腔狭窄偏移,也可呈局限性膨大扩张,其内有大小不等的息肉样充盈缺损,黏膜平坦或破溃,中央可伴龛影。CT或MRI扫描能清楚地显示向腔内外生长的软组织密度肿物。癌肉瘤、恶性黑色素瘤、食管转移瘤,影像学表现亦与腔内型食管癌相仿。钡餐造影见食管腔内肿物,与正常食管分界清楚,管腔局限性扩张。但平滑肌肉瘤有生长在器官或组织的壁内肿瘤的特点,可有单个深的龛影。黑色素瘤较常呈多分叶状。腔内型食管癌及癌肉瘤的肿物表面较广泛糜烂、溃疡,较恶性黑色素瘤及间质肉瘤更为明显。

第二节 胃 癌

一、概述

胃癌是我国主要的恶性肿瘤之一,因胃癌死亡者占所有恶性肿瘤死亡病例数的23.02%。胃癌的发病以男性多见,男女之比约为3.19:1。胃癌虽可见于任何年龄组,但50～59岁年龄组发病率最高,<20岁和>70岁发病率反而下降。

早期胃癌(EGC)指癌组织仅侵及黏膜和(或)黏膜下层,未浸润肌层,且无论有无淋巴结转移的胃癌。其有以下几种分型。①隆起型(Ⅰ型):癌肿隆起高度>5 mm(为正常黏膜厚度的2倍以上)。②浅表型(Ⅱ型):癌灶比较平坦,不形成明显的隆起或凹陷。又可分为三个亚型:浅表隆起型(Ⅱa型),癌灶隆起高度≤5 mm;浅表平坦型(Ⅱb型),癌灶与周围黏膜相平,无隆起或凹陷;浅表凹陷型(Ⅱc型),癌灶凹陷深度≤5 mm。③凹陷型(Ⅲ型):癌灶凹陷深度>5 mm,形成溃疡。除上述三型外,临床中更见具有多个类型的混合型早期胃癌,依病变的主次不同,可构成Ⅱc+Ⅲ型,Ⅲ+Ⅱc型或Ⅱc+Ⅱa型等。虽然早期胃癌是以癌组织侵犯的深度为依据,与癌肿向周围扩展的大小无关。但对处于早期胃癌始发阶段,体积微小,如直径≤10 mm的小胃癌和直径≤5 mm的微小胃癌,就目前临床随访资料,这类患者手术治疗后10年生存率可达100%。因此,提高对这类肿瘤的检出率和确诊率是我们影像学诊断工作者值得研究的课题。

进展期胃癌(AGC)指癌组织浸润已达肌层(称中期胃癌)或超出肌层(称晚期胃癌)。进展期胃癌的病理分型,目前采用的是Borrmann提出的分型方法,进展期胃癌可以分为以下四种类型:①隆起型(Ⅰ型):又称息肉状癌或巨块型,肿瘤主要向胃腔内生长,形成较大的肿块。外观可能呈现菜花状或结节状的高低不平表面,伴有糜烂或溃疡,并可能渗血和污秽。癌组织与正常黏膜分界清楚,组织较脆,容易出血。②局限溃疡型(Ⅱ型):肿瘤形成深部的不规则溃疡,溃疡周围有明显的堤样隆起。与周围正常黏膜分界清晰,周围黏膜没有肉眼可见的癌浸润表现。溃疡底部可能呈结节状不平,被污秽覆盖,边缘不整,质地较硬、较脆,常引起接触性出血。③浸润溃疡型(Ⅲ型):癌组织呈溃疡型,且溃疡周围或某一部分可见肉眼可见的癌浸润。与正常黏膜分界不清,溃疡周围黏膜有结节状隆起,表面经常出血并出现颜色变化。④弥漫浸润型(Ⅳ型):癌组织在胃壁广泛浸润,可能出现深浅不一的溃疡,但溃疡性病变不是主要特征。浸润区与正常黏膜之间的界限不清,黏膜表面不平,可能存在大小不一的结节。胃壁增厚而僵硬,局部蠕动消失,胃腔无法扩张。

此外,胃癌尚有两种特殊类型。①表面扩散型(相当于Borrmann 0型):肿瘤主要在黏膜或黏膜下层浸润,范围较大,局限性浸润肌层或肌层以下,占0.8%。②混合型:上述类型中有两型或两型以上病变同时存在者,占1.8%。

胃癌始于黏膜层内,后逐渐向胃壁深层浸润,直至侵及浆膜,穿出浆膜外,侵入周围结缔组织,直接蔓延至邻近器官。直接蔓延的部位与癌灶部位有关,贲门胃底癌常侵犯食管、肝和大网膜,胃体及胃窦癌以侵及大网膜、肝和胰为主。胃窦癌还可累及十二指肠,大弯侧癌可侵入横结肠。侵及浆膜的胃癌细胞可脱落至腹腔,引起腹腔内播散形成癌性腹膜炎或种植转移,称为 Krukenberg 瘤(胃癌卵巢种植转移)。胃癌向胃壁深层浸润的同时,亦可侵蚀黏膜下及浆膜下层内丰富的血管和淋巴管网,形成淋巴性扩散和血行性转移。

胃癌可发生于胃的任何部位,以胃窦幽门区最多见,依次为贲门区、胃体区;也有病变弥漫和多发者。胃癌患者的临床症状依据病变发生部位及病变发展阶段而不同。胃癌的早期多无明显症状,常疏于就诊、检查和诊断。典型的临床症状出现时大都已是胃癌晚期病例,表现为胃肠道梗阻:胃窦部癌出现腹部饱胀、隐痛、自动限制饮食、呕吐宿食等幽门梗阻、胃潴留症状。胃贲门部癌则可出现进食不适、食物反流。随着病情进展,可发生吞咽困难,消瘦、贫血,上腹部扪及肿块,肝、卵巢、腹腔等转移灶的出现。

二、影像检查方法的选择

胃癌的临床症状与体征常缺乏且无特异性,易与胃部其他疾病混淆,胃多相钡剂造影检查能兼顾各类(良性与恶性,器质与功能)病变的发现与诊断,也能对病变的类型、大小、范围做出一定的估计,应是胃部病变最基本和首要的影像学检查方法。它与纤维内镜检查相互取长补短,互为补充,有利于胃癌的早期发现和早期诊断。

胃的 CT、MRI 检查均不应是胃癌的首选检查技术。但经胃钡剂造影和(或)内镜检查,胃癌被拟诊后则应做 CT 检查。虽然按 TNM 分期,术前 CT 分期的总正确率仅为 53%～72.5%,但 CT 在预测病灶是否能被手术切除方面还是有用的。至今 MRI 用于胃癌的影像学分期尚不及 CT 普遍。有人提出用扰相梯度回波(SPGR)T_2 加权像上邻近胃壁的低信号带消失,可提示肿瘤的浆膜外侵犯,病理符合率达 79%。也有学者提出 MRI 的直接冠状面成像对横膈侵犯,矢状面成像对胰腺侵犯的评价能力要优于 CT。此外,MRI 在区分肿瘤复发和纤维化方面较 CT 为好。

三、影像学表现

(一)胃多相造影表现

1. 早期胃癌的 X 线征象

早期胃癌组织虽侵犯胃壁较浅,但其不同程度的浸润及所引起的纤维组织增生,可致黏膜表面凹凸不平,亦可造成胃腔壁局部异常改变,在充盈像或双对比像中仔细观察这些局部改变有助于早期胃癌的发现:腔壁张缩异常;腔壁平直;腔壁内凹;腔壁毛糙;复线征等。

(1)隆起型早期胃癌(包括Ⅰ、Ⅱa 型)的 X 线表现:双对比像中病变正面观肿瘤形态可呈半球形、平皿型、不规则花朵型等;小者直径仅 0.5～1.0 cm,大者可达 4.0 cm;直径≤2.0 cm 者恶性特征少,诊断困难;隆起肿块边缘清楚;表面光滑或呈颗粒样改变,较大者可出现由溃疡形成的小钡斑;切线位时隆起病灶大多呈山田Ⅱ型和Ⅲ型;隆起肿块基底部胃壁可显示为内凹及毛糙改变。

(2)凹陷型早期胃癌(包括Ⅱc、Ⅲ、Ⅱc+Ⅲ型)的 X 线表现:凹陷型早期胃癌的 X 线诊断以分析凹陷病灶的特征(境界、表面和深度),以及周围纠集的黏膜皱襞形态为基础。凹陷病变形态通常不规则,呈星芒状,其境界清楚者常为分化不良或低分化癌,反之则常为分化较好或高分化癌。边缘凹面向外,Ⅲ型者可呈圆形或椭圆形;Ⅱc型癌病灶通常浅而大,Ⅲ型癌凹陷较深,凹陷灶充钡较多,密度较高;凹陷病变表面可呈现高低不平、大小不等、形态不一、分布不规则的颗粒样改变,为癌组织浸润增生,黏膜残留或再生上皮所组成;凹陷病变周围纠集的黏膜皱襞可有锥状、杵状、中断和融合等改变,癌性皱襞更常表现出粗细不均匀及阶梯样改变,以此可与良性者鉴别。

2.进展期胃癌的 X 线表现

(1)蕈伞型癌:X 线特征为癌肿向胃腔内生长形成腔内较大菜花样肿块,表面凹凸不平,充盈像上显示为分叶状充盈缺损,如癌肿表面有溃疡,则加压像时能在充盈缺损影中有钡影存留。充气良好的双对比像除能完整地显现癌肿表面涂有薄层钡剂的软组织肿块影外,还能于切线位上观察到肿块基底附着部的胃壁改变。

(2)溃疡型癌:这一型的 X 线特征为存在于癌块中的恶性溃疡。大而浅,形态不规则的龛影,基底全部或部分位于胃腔轮廓之内、充钡时形成"腔内龛影";周围由癌组织包围,充盈加压时显示为高低、宽窄、形态均不规则的透亮区,称为"环堤"征,环堤内可见癌结节间充钡的细条状"裂隙"与龛影边缘的"指压迹"样影;龛影周围纠集的黏膜纹显示为中断、破坏,邻近胃壁有不同程度的癌浸润,表现为胃壁僵硬、蠕动消失等。Borrmann Ⅲ型的癌周浸润较 Borrmann Ⅱ 型更为显著。骑跨于胃小弯的溃疡型癌,切线位加压投照时,呈半月形的龛影与周围环堤构成著名的"半月征"图像。

(3)浸润型癌:本型根据癌浸润范围的不同,又可分为弥漫浸润型和局限浸润型。前者全胃或大部胃壁被癌浸润,充盈像时见胃壁增厚、僵硬、胃腔缩小、蠕动消失,称"皮革样胃",双对比像时更可显示胃黏膜皱襞消失或呈颗粒样增生改变。当幽门受侵犯时,钡剂容易经开放状态的胃幽门进入十二指肠内,使胃排空增快。局限浸润型则为癌肿仅浸润胃的某一节段,表现为病变段胃壁的局限性增厚、僵硬和黏膜皱襞的展平、增粗、破坏。晚期局限浸润型癌也可造成胃明显变形,低张双对比造影时容易发现和诊断。

3.特殊胃癌的 X 线表现

(1)贲门癌:由于胃贲门的解剖生理特殊性,发生于胃贲门部的癌,有其特殊的检查技术和 X 线表现。可于站立位胃泡内充气时或在半立过度左前斜-右侧卧位胃底双对比像中显示贲门区不规则软组织块影,分布在贲门前后方,使钡液流道发生变化;约 2/3 的病例还可于软组织块影中显示大、浅、不规则溃疡形成的钡积聚区,这一表现当患者体位自左前斜向右侧位转动时,胃内钡液自胃泡内向幽门区流动过程中最易显示;贲门癌向上逆行侵犯食管,则可于站立位食管内钡剂通过时显示食管下端充盈缺损,管腔狭窄,腹段食管走行方向改变,钡液分流,胃食管反流等改变。

(2)胃多重原发癌:多发癌,尤其是同时性多发癌是个极为重要的临床问题。胃肠道多发癌最多累及胃,可以是胃-胃组合,但也有食管-胃,甚至食管-胃-直肠组合。多相胃肠钡剂造影检查对本病的诊断并不难,在做上胃肠道钡剂检查时,当发现食管或胃内病变后,不应视为检查结束,应对胃其他部位(特别是近侧部胃)做更为详细的排除诊断,包括排除癌前病变和癌前状态。

(二)CT 表现

良好的胃 CT 图像可以直接显示胃癌组织浸润造成的胃壁增厚,胃腔内、外肿块的大小与范围。对幽门前区癌造成幽门狭窄、梗阻伴胃潴留者,此时,胃内镜及胃钡剂造影都无法进行,CT 检查却很有帮助,可以直接显示造成梗阻的癌病变。但直至目前 CT 尚不能分辨胃壁各层组织结构,故不能对早期胃癌做诊断,亦不能对 T_3 期以下肿瘤定期。如 CT 图像上肿瘤周围脂肪间隙清晰,提示肿瘤尚未达 T_4 期。胃癌穿破浆膜侵入邻近组织后,CT 图像上可表现胃周脂肪间隙消失,癌块与周围器官相融的表现,常见为胰腺的受侵。CT 还能发现胃周(胃肝韧带、肝十二指肠韧带、胃结肠韧带)、后腹膜(大血管周围)的淋巴结增大,由于胃壁内淋巴网间存在着相互交通,故胃病变部位与淋巴回流间的关系并不很具规律,且胃癌的淋巴结转移与淋巴结的大小也常不一致。晚期胃癌的 CT 检查还可发现腹膜、网膜、盆腔的种植转移,以及远处脏器的血行转移灶。

(三) MRI 表现

MRI 检查可显示不同大小的原发肿块,胃壁增厚;也能估计肿瘤在胃肠道壁中浸润的深度和肿瘤的腔外侵犯。胃腺癌通常在 T_1 加权像上与正常胃黏膜等信号,T_2 加权像上略高于胃黏膜信号;而在弥漫浸润型癌中,由于纤维组织存在,T_1 和 T_2 加权像上都使信号减弱。增强后 T_1 加权像上则呈不均匀强化。正常胃壁低信号外带的不规则或缺失均提示胃癌的浆膜外已受侵犯。MRI 的 Gd-DTPA 增强和脂肪抑制图像能显示强化的转移性淋巴结;鉴别淋巴结与血管影;发现肝转移灶。

四、鉴别诊断

胃癌的大体形态和影像学表现多样,依据其不同的形态特征,需与不同的病变做鉴别,主要是在癌(恶性)与非癌(良性)之间做鉴别。

(一)凹陷病灶的良、恶性鉴别

典型的进展期溃疡型癌常不需做鉴别,但有时癌较小,其溃疡深而不大,边缘也尚规则、整齐,则与良性胼胝性溃疡的鉴别,无论是进行胃肠钡剂造影,还是 CT 检查均较为困难,需依靠内镜活检。

胃良性溃疡与胃Ⅲ型或Ⅱc型早期癌的鉴别,对临床诊断和治疗极为重要。约 2/3 的胃良性溃疡在多相胃钡剂造影中表现出典型的良性溃疡 X 线特征。正面观一个规则而边缘外凸的溃疡被围以光滑的水肿丘,或对称的放射状皱襞直抵溃疡边缘;邻接溃疡的胃小区因炎症而增大;切线位时龛影突出胃腔外,伴光滑而对称的水肿丘。经 X 线随访,6~8 周溃疡可完全愈合。但尚有一小部分溃疡病灶的 X 线表现较模糊,难以判定其良、恶性。可以因周围的水肿和炎症、增大和混乱的胃小区、增厚的不规则黏膜皱襞产生模棱两可的 X 线表现;大弯侧的良性溃疡可以显示为"腔内龛影",伴有肿块效应和肩部疼痛、肿胀、活动受限等症状。对这类病变应该做胃内镜及活检病理。如为阴性结果,仍不能完全排除恶性而确定为良性溃疡,需再次进行 X 线钡剂造影随访和重复内镜活检。

(二)隆起病灶的良、恶性鉴别

X 线检查对胃腔内巨块型的病变诊断并不难。菜花样充盈缺损是 Borrmann Ⅰ 型癌的典型表现。分叶状充盈缺损伴积钡区(溃疡)存在时需与黏膜下肿瘤,特别是平滑肌瘤(良性)和肉瘤(恶性)做鉴别。CT 能直接显示肿块本身,其横断面成像对判断病变的病变位置有用,能帮助做出鉴别。

胃腔内较小的单个隆起病变,需要做出鉴别的是增生性息肉(炎性)、腺瘤性息肉(肿瘤及其癌变)和隆起型(Ⅰ型)早期胃癌。前者常局限于胃炎症区,通常较小(直径<1 cm),较光整,无蒂,无

"位移"征象。而腺瘤性息肉常见于胃窦部,稍大(直径 1~2 cm),边缘可呈小分叶乳头样,常有蒂及"位移"征;恶变时分叶更明显。直径<1 cm 的隆起型早期胃癌表面可光滑,但在切线位上可出现基底部向胃腔面内凹,称之为"凹陷征",是由于肿瘤内增生的纤维组织收缩而引起的。随着电子内镜观察及内镜下治疗技术的发展,X 线对这类病变的鉴别已变得不十分重要了。

(三)胃腔狭窄的良、恶性鉴别

晚期胃癌及弥漫型和局限性浸润型胃癌都可引起胃壁增厚、僵硬,胃腔缩小、狭窄。胃充盈像和双对比像对其诊断极为有利,不少情况下远胜于胃内镜检查。但由胃良性病变(溃疡、炎症)或癌肿造成胃幽门前区狭窄时,则鉴别较为困难,胃多相钡剂造影时不易使狭窄段显示满意,内镜检查也不能达到狭窄区内,如伴发幽门梗阻则更使检查难以进行。一般认为良性病变造成的狭窄,其狭窄段较短,狭窄程度较高,狭窄段入口较小、规则,与正常胃壁段分界突然;而癌肿则狭窄段入口较大且不规则,可显示癌细胞转移到肩部附近的淋巴结或组织,与正常胃壁段呈移行性。CT 检查虽对其鉴别也可有帮助,但要区别增厚的纤维瘢痕与癌组织也有一定困难。

第三节 结直肠癌

一、概述

结直肠癌是常见的胃肠道恶性肿瘤之一,多见于老年人,常发生于 50 岁以上者,发病高峰年龄为 60~70 岁,男女比例为 3:2。结直肠癌 70%~80% 发生于直肠和乙状结肠,以直肠最为好发。结直肠癌通常有数年的潜伏期,最常见的症状是大便带血,可表现为缺铁性贫血或不明原因的低热、不明原因的腹痛或粪便塑形的改变等,肠梗阻或肠穿孔的出现表明病变的进展。绒毛状肿瘤偶可因分泌大量黏液引起水样便,导致低钾和低蛋白血症。

结直肠癌多为腺癌,依其分化程度可分为高分化腺癌、中分化腺癌和低分化腺癌,此外,还有黏液癌、印戒细胞癌、鳞状上皮癌、腺鳞癌、未分化癌等。

对于进行期结直肠癌的大体形态,国际上通常采用 Borrmann 分型。①Borrmann Ⅰ型(蕈伞型):癌肿向腔内形成大的隆起,表面不伴有大的溃疡。②Borrmann Ⅱ型(局限溃疡型):癌肿形成明显的溃疡并伴有境界清楚的环堤。③Borrmann Ⅲ型(浸润溃疡型):癌性溃疡周围的环堤破溃,环堤境界不清。④Borrmann Ⅳ型(浸润型):癌肿不形成明显的溃疡和环堤,沿黏膜下或深层广泛浸润。进行期结直肠癌的发病部位多见于直肠和乙状结肠,直肠约占 50% 以上,乙状结肠约占 25%,以下依次为升结肠(6%~9%)、盲肠(3%~5%)、横结肠、降结肠、阑尾。由于大部分进行期癌发生于直肠和乙状结肠,因此,在检查中对这一区域肠管显示充分与否就显得非常重要。另一个值得注意的特点是,盲肠尽管在全大肠中所占面积较小,但癌肿的发生率与升结肠、横结肠、降结肠癌的发生率相近,如果计算单位长度或单位面积癌肿的发生率,盲肠是后者的 10 倍。因此,这一部位也就成为 X 线检查的又一重点部位。

早期结直肠癌与早期胃癌的定义相同,是指癌肿的浸润深度限于黏膜层和黏膜下层者。其大体分型方案也与早期胃癌相同,即Ⅰ型(隆起型)、Ⅱa 型(浅表隆起型)、Ⅱb 型(浅表平坦型)、Ⅱc 型(浅表凹陷型)、Ⅲ型(凹陷型)等。值得引起重视的是早期结直肠癌几乎都是以隆起为主要特征。

对于Ⅰ型(隆起型)又进一步分为有蒂的Ⅰp型和广基的Ⅰs型,有蒂者在早期癌中所占比例超过半数。在病理学上大肠早期癌的Ⅰ型和Ⅱa型,多数是具有腺瘤成分的早期癌,早期癌的分布部位与进行期癌类似,直肠和乙状结肠约占80%。

二、影像检查方法的选择

结直肠双对比造影是准确、有效、有价值的安全检查方法;CT、MRI对于肿瘤分期,并发症及复发的诊断有重要作用。

结直肠双对比造影是一种被广泛应用于临床的传统胃肠道影像学检查方法。经过多年的发展,已经成为比较完善、独立的常规影像检查手段。结直肠双对比造影可以清晰地显示肠管黏膜面的改变,全面观察肠管的轮廓结构及病变的形态,尤其对于一些微细结构的观察比较理想。因此,目前其仍是结直肠癌的首选影像学检查方法。

CT检查为结直肠癌的诊断提供了一个较为完善的方法,特别是螺旋CT容积扫描技术的应用,为CT在胃肠道疾病诊断中的应用开拓了广泛的前景。随着螺旋CT的三维重建成像、CT仿真内镜、电影成像等新技术的开展、应用,可以更加细致、全面、立体地观察病变,特别对于结直肠双对比造影和结肠镜不能观察到的肠壁、腹膜、周围脏器、淋巴结和肠管狭窄近端的情况,将会提供更为丰富的影像学信息。

MRI检查的主要目的是对结直肠癌(尤其是直肠癌)进行术前的分期诊断及术后复发的判定,为治疗方案的选择提供依据。由于MRI扫描时间较长,运动伪影及噪声信号等因素,使得其对胃肠道的显示效果尚不理想,总体而言,目前MRI对结肠癌的诊断尚有一定的限度,近来有报道采用快速成像技术可提高MRI在胃肠道的诊断能力。

三、影像学表现

(一)钡剂造影表现

1.Borrmann Ⅰ型

癌肿表现为突向肠腔内的境界清楚的大肿块影,表面呈菜花状,有时可伴有轻微的凹陷。基底部与周围肠壁分界清楚,无周围浸润的征象。在充盈像上,肿块表现为轮廓凹凸不平的充盈缺损。双对比像能更好地显示出菜花状的肿瘤表面形态,并且能充分地观察到肿块与周围黏膜的关系。Borrmann Ⅰ型癌与其他类型相比,较少引起明显的肠腔狭窄,但常引起肠套叠。

2.Borrmann Ⅱ型

Borrmann Ⅱ型癌约占进行期结直肠癌的3/4,X线片上表现为伴有周围境界清楚的环堤的溃疡型肿瘤,隆起中央的火山口状溃疡的存在是与Borrmann Ⅰ型癌鉴别的关键。由于肠管的管腔不像胃腔那样宽大,大肠的Borrmann Ⅱ型癌不易获得如胃癌那样的中心存在钡斑的"半月综合征"的影像。因此,在双重造影时应尽可能利用钡剂在肠管内流动的钡层来显示环堤与钡龛,特别是在肠管屈曲较多的直肠、乙状结肠部位,更应注意选择不同的体位来获得最佳的影像学征象。当Borrmann Ⅱ型癌沿肠壁环周浸润超过肠管周径的3/4时,就产生了进行期结直肠癌的典型X线表现,即"苹果核征",其两端为环堤形成的隆起边界,中央的管腔狭窄段为癌性溃疡所形成的癌性隧道。

3.Borrmann Ⅲ型

病灶的边缘不甚锐利,环堤较为低矮,部分环堤出现破溃,溃疡的边缘亦可见向周边破溃而不完整,肿瘤的周围常伴有黏膜的粗大结节和巨大皱襞,表现为黏膜皱襞的集中和类似黏膜下肿瘤的表现。本型更易于向肠壁外生长。癌肿沿肠壁环周浸润可造成管腔的狭窄,出现"苹果核征",但其两端与周围肠壁的分界变得不锐利,并有沿肠管长轴浸润的征象。

4.Borrmann Ⅳ型

值得注意的是,大肠 Borrmann Ⅳ型癌所占比例仅为 1%~2%,甚为少见。因此,在 X 线诊断时应注意与其他疾病进行鉴别,如缺血性肠炎、溃疡性结肠炎、肠结核、克罗恩病、弥漫性的憩室周围炎、放射性大肠炎、脂膜炎、恶性淋巴瘤、转移癌等。Borrmann Ⅳ型癌多见于直肠、乙状结肠和降结肠,常表现为范围较长的管腔狭窄,由于癌肿沿黏膜下层及其深层弥漫性浸润,不形成明显的环堤或溃疡,肿瘤与正常肠管间的分界不明显。病变区的肠壁僵硬,移动性差,黏膜表面可见粗大的皱襞和结节状隆起,可伴有糜烂所形成的小浅钡斑。

（二）CT 表现

与结肠镜和钡剂灌肠不同的是,CT 的重要价值在于判定癌肿是否穿透肠壁、有无邻近器官的受侵、并发症的有无、有无淋巴结和远隔转移等,为选择合理的治疗方案提供依据。

1.原发灶

结直肠癌原发灶的主要 CT 征象有肠壁的增厚、肿块、肠腔狭窄和局部肠壁的异常强化。早期结直肠癌的 CT 表现常常类似于腺瘤性息肉,当 CT 显示有肠壁的局限性增厚并伴有强化时,对于诊断有重要意义。Borrmann Ⅰ型癌表现为伴有肠壁增厚的肠腔内大的广基偏心性分叶状肿块。与胃癌不同的是,结肠的溃疡型癌(Borrmann Ⅱ型、Borrmann Ⅲ型)常常表现为环形或半环形肠壁的增厚,伴有肠腔的不规则狭窄。Borrmann Ⅳ型癌在结直肠癌中很少见,表现为肠壁弥漫均匀性增厚、僵硬,称为革袋状结肠,此时应注意与转移癌和克罗恩病鉴别。

2.浆膜及邻近器官受侵的判定

由于结肠周围有较为丰富的脂肪组织,因此更易于对浆膜是否受侵做出判定。通常将肠壁的浆膜面在 CT 上的表现分为以下几种情况:①肠壁外缘光滑锐利,表明癌肿仍局限于肠壁之内。②肠壁浆膜面模糊不清,或伴有浆膜外的条索状影,表明癌肿已穿透壁外。③邻近脏器间脂肪层消失,表示周围脏器受侵。采用此标准判断的准确率可达 60%~80%,对于癌肿穿透肠壁判断的准确性更高。癌肿与邻近器官间脂肪层的消失,作为判定受侵的标准时,应当注意参考上下层脂肪层的情况。当输尿管受侵时,可发现受累部位上方的输尿管扩张。CT 还可显示结直肠癌所形成的穿孔、腹腔脓肿、套叠和窦道。

3.淋巴结和远隔转移

结肠的淋巴结按部位可分为以下四组。①结肠上淋巴结:位于肠壁浆膜的深面,体积较小,多分布于网膜带和独立带附近。②结肠旁淋巴结:沿边缘动脉排列。③中间淋巴结:包括回结肠淋巴结、右结肠淋巴结、中结肠淋巴结、左结肠淋巴结和乙状结肠淋巴结,分别沿同名动脉排列。④主要淋巴结:分别位于各结肠动脉的根部和肠系膜上、下动脉的根部。在 CT 上淋巴结的正常大小应<1 cm,也有学者将直径超过 8 mm 作为判定异常的一个指标。局部淋巴结转移(肠上淋巴结和肠旁淋巴结)是结直肠癌的常见转移方式。

盲肠和升结肠的淋巴主要是回流入结肠上淋巴结和结肠旁淋巴结,其中盲肠的淋巴还可流入中结肠淋巴结及肠系膜根部的主要淋巴结,而且肠系膜根部的淋巴结可以播散到腹膜后,并且沿主动脉旁淋巴结或主动脉腔静脉淋巴结群上行。右结肠动脉是回结肠动脉的分支,常位于十二指肠降部及水平部的前方,因此,升结肠癌、盲肠癌的淋巴结转移可在十二指肠降部的前面及外侧观察到。由于解剖变异,升结肠的淋巴可以伴随边缘动脉沿着升结肠流入中结肠淋巴结,在此胃结肠干在胰头前方引流入肠系膜上静脉。主淋巴结的转移可以在肠系膜动脉附近或胰头部观察到。在大多数病例中,肝曲和右半结肠癌的淋巴结转移可以出现在边缘动脉和胰头前面的胃结肠干。脾曲和左半结肠癌的淋巴结转移常出现在沿左、中结肠血管走行的肠系膜内。横结肠癌转移可达胰周淋巴结并侵犯胰腺。对于乙状结肠癌,应当注意乙状结肠系膜左右支走行的不同区域这一特点。

CT 对不同部位淋巴结肿大的识别能力是有差异的,肠上淋巴结、肠旁淋巴结和大血管根部的淋巴结较易发现;中间淋巴结常由于血管显示的不充分和与肠管的重叠而不易发现,随着螺旋 CT 在胃肠道领域应用研究的深入,相信对淋巴结诊断的水平会有更大的进步。

结直肠癌的淋巴结转移多为小淋巴结(31%的淋巴结<4 mm),而反应性和炎性肿大的淋巴结又常与转移淋巴结鉴别困难。如将淋巴结的直径的异常标准定得过高,虽然可提高诊断的特异性,但敏感性也随之大大降低;反之,如将标准定得过低,虽确能提高敏感性,但却降低了特异性。因此,有学者提出将淋巴结直径超过 8 mm 作为结直肠癌淋巴结转移阳性的标准。但也有学者将其定为 10 mm。

结直肠癌的远隔转移以肝脏为最多(75%),其次为肺,其他依次为肾上腺、卵巢、骨、脑等。肝转移主要为门静脉血行转移,常为多发,偶有钙化。结直肠癌卵巢转移的发生率是胃癌转移的两倍,尤其绝经期前的女性患者更易受累。

(三)MRI 表现

结直肠癌的 MRI 扫描主要应用体线圈或经直肠内的表面线圈。扫描序列主要有 T_1 加权、T_2 加权、小角度快速成像扫描等序列,并常规进行增强检查。快速扫描技术和顺磁性物质的应用为 MRI 正确诊断提供了有利的帮助。

(四)结直肠癌并发症的表现

1.肠梗阻

肠梗阻临床上常表现为顽固性便秘,完全梗阻时则形成急腹症,由于大肠内气体和液体的大量聚积,当在回盲瓣处不能向回肠逆流时,可引起回盲部破裂;当出现逆流时,表现为大肠、小肠的共同扩张。

2.肠套叠

肠套叠多见于右半结肠的隆起型癌,钡剂灌肠时,可见肠袢的扩张和套叠段肿瘤周围的多数环状黏膜皱襞呈弹簧状。

3.瘘管

进行期癌侵犯邻近器官,并穿破周围脏器形成瘘管。钡剂灌肠和钡餐造影时,可见于膀胱、胆囊、胃、子宫等的瘘管内造影剂充填影。

四、鉴别诊断

由于进行期结直肠癌多为 Borrmann Ⅱ型、Borrmann Ⅲ型癌,当出现典型的"苹果核征"时诊断多无困难。对于小的隆起性病变的诊断应在发现病灶的基础上,注意有无局部肠壁凹陷、切迹或僵硬。对于表现不典型的病灶,则在诊断中注意与以下情况进行鉴别。

(一) 黏膜下肿瘤

黏膜下肿瘤常见的有恶性淋巴瘤、间质瘤、间质肉瘤等。与结直肠癌相比,黏膜下肿瘤的隆起边缘较平缓,表面较光滑;当病变出现溃疡时,溃疡的范围相对较癌肿小,而且病变部位的肠壁相对较为柔软。

(二) 肠结核

由于受肠管淋巴分布的解剖特点的影响,肠结核好发于回肠末端与盲肠,常同时受累。早期在肠系膜缘对侧可见到溃疡性病灶,继之沿壁内淋巴管形成与肠管长轴相垂直的带状溃疡。病变反复发作引起纤维瘢痕性改变,可产生肠管的缩短和管腔狭窄,但狭窄段与正常肠壁间常逐渐移行过渡,而不似结肠癌那样分界明显,在病变肠段内常可见黏膜面的炎性息肉存在。

(三) 克罗恩病

克罗恩病的发病部位主要以回肠末端和盲肠、升结肠为主,病变范围较结直肠癌广,往往呈节段性分布,于系膜侧常可见到纵行的裂隙状溃疡、痉挛、收缩和不规则的小结节样充盈缺损,由于病变对侧肠壁受累相对较轻,常表现为假憩室样改变。黏膜面出现"铺路石征"是一个有价值的鉴别诊断征象。当直肠部位出现肠腔狭窄疑诊 Borrmann Ⅳ型癌时,更应注意与克罗恩病进行鉴别。

(四) 溃疡性结肠炎

溃疡性结肠炎好发于直肠、乙状结肠及降结肠,病变范围较结直肠癌广泛,病变呈连续性分布,广泛多发的小溃疡和假息肉,管腔边缘可见纽扣状或小刺状溃疡。但应注意溃疡性结肠炎的癌变率较高,对于有较长病史的患者应当警惕癌变。

(五) 急性缺血性肠炎

急性缺血性肠炎在临床上通常有腹痛和便血的急性发作症状,好发于左半结肠。通常表现为左半结肠的急性炎性水肿及溃疡,肠壁可见多发的指压迹样改变,肠管边缘呈花边状。黏膜皱襞增粗、结肠袋变浅或消失,急性期肠管可见较明显的痉挛激惹像,大多数患者在起病后数周或数月,结肠可恢复至正常,说明病例可出现肠管的变形及假性憩室。少数病例发展为坏疽型缺血性结肠炎,可出现肠壁内气体或腹腔内游离气体和门静脉内气体和血栓。

(六) 结肠息肉及腺瘤

结肠息肉和腺瘤与结肠癌的鉴别应注意以下几点。①形状:隆起呈圆形或椭圆形,边缘光滑者多为良性;形态不规则,边缘不光滑者多为恶性。②高度:单纯从病变的高度来看不易判定良恶性。对于较高的隆起而言,半球状者多为良性,而呈盘状者恶性的可能性较大。③基底部:有蒂者除病变特别大者,多为良性;基底部与周围肠壁成钝角者,也多为良性;基底部与正常肠壁间形成切迹或基底部局部肠壁出现切迹及凹陷者,应当想到恶性病变存在的可能。④表面形态:表面光滑,或有轻微凹凸,但程度细小且均匀,为良性的表现;与此相反,明显的凹凸不平,呈大颗粒状,且大小不均匀者,多为恶性。表面呈花瓣状的大分叶病变,如周边部的颗粒较中央部的颗粒大者,也可认为是恶性的征象。⑤有无凹陷:伴有小而深的溃疡者,多考虑为良性病变;溃疡浅而较大者,多见于恶性病变。当隆起表面的凹陷仅为表浅的糜烂时,对于鉴别诊断的意义不大。当凹陷较大,难以判定究竟是隆起还是凹陷性病变的情况下,多为恶性的表现。

第四节　肝脓肿

一、概述

肝脓肿分为细菌性、阿米巴性和真菌性,以细菌性最为多见。随着抗生素的普遍应用和CT引导下的穿刺引流治疗,肝脓肿的预后已大为改善。临床上往往有寒战、高热、肝区疼痛和叩击痛,肝大和血白细胞计数升高,很少有黄疸。阿米巴性肝脓肿发病前可有痢疾或腹泻史,粪便中可找到阿米巴滋养体。

细菌性肝脓肿可继发于全身各处的感染,尤其是腹腔内感染。主要途径有:①经胆道感染,包括胆囊炎、胆管炎和胆道蛔虫病。②经门静脉系统感染,常见的为急性阑尾炎。③邻近器官如胆囊的化脓性炎症的直接蔓延。④经肝动脉感染,全身各处的化脓性炎症经血行到达肝脏,患者常有败血症。⑤肝外伤或肝内原发病变的感染。

阿米巴性肝脓肿常继发于肠阿米巴病。寄生于结肠黏膜的阿米巴原虫分泌组织酶,消化溶解肠壁上的小静脉并侵入其中,随门静脉血流进入肝脏形成肝脓肿。脓液有臭味,巧克力样,易穿破到周围脏器或腔隙到膈下、胸腔、心包腔和胃肠道等。

真菌性肝脓肿多为白念珠菌和机会性感染,多发生于体质差、免疫功能低下的患者,特别在急性血液病患者中较为多见。

肝脓肿可单发或多发,单房或多房,右叶多于左叶,可能和右叶体积比左叶大且门静脉血液有分流现象有关。早期病理改变为肝脏局部的炎症、充血、水肿和坏死,然后形成脓腔。脓肿壁由充血带或纤维肉芽组织形成,或两者兼而有之。脓肿壁周围的肝实质往往有充血水肿,多房性脓肿其内有分隔形成,后者为尚未坏死的肝组织或纤维肉芽肿形成。

二、影像检查方法的选择

CT是诊断肝脓肿的首选检查方法。普通CT扫描能确定肝内病灶的数目、位置、大小,发现脓腔或有液-气平面则可定性诊断。增强扫描主要用于小病灶或早期脓腔不明显的病灶的鉴别诊断。CT引导肝穿刺活检可用于肝脓肿的定性诊断、细菌学或寄生虫检查、脓肿的引流,以及腔内直接灌注药物治疗。复查CT可评价临床治疗效果。MRI作为辅助诊断手段,主要用于诊断和鉴别诊断。

三、影像学表现

(一)X线表现

平片和透视结合可见横膈抬高、运动减弱、反射性肠淤胀、肝区积气和出现液平面,邻近胃肠有压迫、推移征象。侵犯胸腔可见胸腔积液,肺脓肿、肺不张等。

(二)CT 表现

典型脓肿平扫为低密度占位灶,边界多模糊不清,密度不均匀,其内可见更低密度的液化坏死区。脓肿周围往往出现不同密度的环形带,称为"环征"或"靶征",可以是单环、双环甚至三环,环可以完整或不完整。单环代表脓肿壁,周围的水肿带不明显;双环代表脓肿壁周围还有水肿带;三环表明除了水肿带外,脓肿壁有两层结构,内层由炎性组织构成,外层为纤维肉芽组织。增强后环征易于显示,中心液化坏死区无强化,周围环影有不同程度的强化。另外,早期肝脓肿因局部肝实质充血水肿,动脉期扫描常可见病灶周边的异常强化区域。多房性脓肿其内有分隔,增强后呈蜂窝状改变。病灶内出现气体或气-液平面高度提示肝脓肿,但出现的概率不高。

脓肿早期或蜂窝组织炎阶段,脓肿未液化或小部分液化,其密度近似软组织,应与占位性肿瘤鉴别。增强扫描病灶可有明显强化且持续时间长,其内可见小的无强化区域。脓肿边缘与正常组织呈等密度,两者分界不清,整个病灶有缩小的趋势。

(三)MRI 表现

细菌性肝脓肿和阿米巴性肝脓肿内的脓液具有较长的 T_1 和 T_2 弛豫时间,T_1WI 上呈圆形、椭圆形或分叶状的低信号区,边缘多锐利。其内信号可不均匀,脓肿壁的信号略高于脓腔而低于肝实质,厚薄不一。壁的外侧可见到低信号的水肿带。T_2WI 上脓肿表现为大片高信号,由肝组织广泛水肿和脓液所致,其中心信号可以更高,类似于"靶征"。病灶内有气体则高度提示脓肿的诊断,但出现的概率甚低。随着生活条件的改善和抗生素的广泛使用,典型的肝脓肿已不多见。多房性肝脓肿可在高信号区内看到低信号的分隔。慢性肝脓肿水肿减轻或消失,病灶内信号较为均匀,边界显示清楚。脓肿壁也显示清楚,呈单环或双环。单环表示脓肿壁由肉芽组织形成,T_1WI 上为等信号或低信号,T_2WI 上为略高信号。如为双环,则表明壁内层为肉芽组织,外层为胶原增生,其在 T_1WI 和 T_2WI 上均为低信号。脓肿也可表现为多发的小病灶。

增强扫描动脉期脓肿壁即可有强化,程度较轻,而脓肿周围的肝实质因充血可有高灌注异常。门脉期和延迟期病灶边缘仍有持续强化,病变界限显示清楚,其内液化坏死区无强化。多房性脓肿其内分隔可有强化,呈蜂窝状改变。慢性脓肿其内有较多的炎性肉芽组织,也可有强化表现,且以延迟强化为主。延迟扫描脓肿周围的充血水肿带与肝实质的强化趋向均匀一致,与增强前 SE 序列 T_2WI 上所显示的病变范围相比较似有缩小。

四、鉴别诊断

临床患者出现肝大、肝区疼痛和全身的炎症反应,CT 和超声出现典型的厚壁的囊性病灶,而且见"环征"和病灶内的小气泡,诊断可成立。MRI 对治疗效果观察有较大价值,可反应脓肿不同时期的病理变化。肝脓肿需与肝囊肿、肝恶性肿瘤相鉴别。肝囊肿虽然表现为液性占位,但壁薄无强化;肝恶性肿瘤内部有时可有液化坏死,但不黏稠,故 DWI 上信号较低。

第五节 肝硬化

一、概述

肝硬化是一种常见的慢性病,是以肝细胞变性、坏死、再生、纤维组织增生、肝结构和血管循环体系改建为特征的一种病理过程。主要病因是肝炎、血吸虫病、酒精中毒、营养缺乏、慢性胆道梗阻等;国内以乙型肝炎为主要病因。

肝硬化是各种原因所致的肝纤维化的后期或终末性病变。目前尚无统一的分类,传统上按病因分类有酒精性肝硬化、肝炎后肝硬化、坏死后肝硬化、胆源性肝硬化、心源性肝硬化,以及其他原因所致的肝硬化,如血色病性肝硬化、Wilson病时的肝硬化、血吸虫性肝硬化等,有些病因不明称为隐匿性肝硬化。按形态学分为小结节性肝硬化、大结节性肝硬化和混合性肝硬化,我国以肝炎后肝硬化多见,多为大结节性肝硬化。其病理特征为弥漫性全肝性的小叶结构破坏,大量肝细胞坏死,正常肝细胞再生形成不具有正常结构的假小叶,同时伴有弥漫的纤维化,肝脏收缩,体积变小,肝叶比例失常。

肝硬化患者临床上以肝功能损害和门静脉高压为主要表现。肝硬化代偿期,患者无明显不适或仅有疲乏、腹胀等症状,肝、脾脏增大,硬度增加;失代偿期,肝脏逐渐缩小,临床出现腹水、脾大、食管静脉曲张,晚期出现黄疸、上消化道出血、肝性脑病等。预后不良。

二、影像检查方法的选择

CT可直观显示肝脏的形态和轮廓改变;增强扫描可观察肝脏密度变化和血管情况,肝硬化时肝内门静脉血流分布和量的改变,加上间以脂肪浸润,整个肝脏强化不均匀,而且强化程度也下降;典型的肝硬化结节在平扫上为高密度,增强后成为等密度,但也有些肝硬化结节在平扫、动脉期和门脉期扫描中均为低密度,和少血供的肝细胞性肝癌(HCC)难以鉴别,特别是弥漫性肝硬化和弥漫性肝癌的鉴别有一定困难,门静脉有无癌栓有助于鉴别,因后者几乎100%伴有门静脉癌栓,但肝硬化伴门静脉血栓形成时则难以鉴别。另外CT对不典型增生结节(DN)的诊断无能为力。经动脉CT造影(CTA)可全方位显示肝内血管,但需要注射对比剂。门腔静脉分流术后的CT和CTA随访可清楚显示吻合口及分流道的通畅情况,这方面优于MRI。因置放的内支架为金属物质,MRI检查可能会带来潜在的危害。

三、影像学表现

(一)X线表现

胃肠道钡餐造影可显示食管、胃底静脉曲张,影像表现为虫蚀样或称蚯蚓样充盈缺损,黏膜皱襞增宽,管壁柔软且伸缩自如。晚期可见食管张力降低,管腔可有扩张,蠕动减弱,钡剂排空延迟。动脉造影可见肝动脉分支变少、变细,甚至扭曲;脾静脉及门静脉扩张。

(二) CT 表现

1. 肝脏大小和形态

肝脏体积和肝叶比例改变取决于病因和病变程度,通常表现为体积缩小和肝叶比例失调。肝炎后肝硬化多为右叶萎缩,左叶和(或)尾叶代偿性增大。纤维组织增生和肝叶收缩的结果导致肝裂增宽和肝门区扩大,肝脏表面呈波浪状,胆囊位置外移,似肝外胆囊。

2. 密度改变

轻度到中度肝硬化密度可无明显改变。重度肝硬化常伴有脂肪浸润,整个肝脏密度下降,因纤维化、再生结节、变性坏死等病理改变,整个肝脏的密度不均匀。平扫时可见肝实质内弥漫分布的高密度影和低密度区域相间,增强 CT 图上,肝脏密度的不均匀性可能甚于平扫表现,也可能趋于均匀。

CT 有时很难分辨小肝癌与增生结节,一般而言,肝癌主要接受肝动脉供血,而增生结节则以门脉供血为主,对可疑病例,动脉期和门脉期双期增强扫描是必不可少的。在一时不能鉴别的病例,要做短期随访,螺旋 CT 可重复性高,有利于前后比较;或做 MRI 检查,T_1WI 和 T_2WI 的信号变化对鉴别诊断有一定帮助。

3. 继发性改变

严重肝硬化病例往往伴有门静脉高压、脾大和腹水。CT 图像上可见到门脉主干增粗及侧支循环开放,常位于食管下端、胃底贲门区域和脾门附近。平扫图像上表现为团状或结节状软组织影,增强扫描可见其浓密显影,易于与肿块及增大的淋巴结鉴别。

(三) MRI 表现

MRI 分辨率强,是诊断肝硬化最有价值的手段,不仅可多方位显示肝脏的形态特征和病理改变,还有助于区分再生结节、退变结节和 HCC。另外还可提供肝硬化时其他异常改变的信息,如门静脉高压、侧支血管开放等,为临床诊断和治疗方案的制订提供更多信息。

1. 形态改变

MRI 和 CT 一样可显示肝脏的外形和轮廓的改变。

2. 信号改变

肝硬化时肝脏的信号强度可以均匀或不均匀。纤维化改变不影响肝细胞内水的含量,因而肝脏的 T_1、T_2 弛豫时间无变化。肝硬化伴有肝炎或脂肪沉积时肝内信号不均匀,T_1WI 上表现为斑片状的高信号区。另外肝硬化时可伴有铁的沉积,导致肝脏信号的下降。MRI 对肝硬化的重要价值在于能显示再生结节,而 CT 一般难以显示,而即使能发现也往往不易和结节型 HCC 鉴别。再生结节是由晚期肝硬化广泛增生的胶原纤维分隔变性、坏死、增生的肝细胞形成。结节状增生的肝细胞内胆汁淤积,脂肪变性,胆色素及含铁血黄素沉积,使其 MRI 信号颇具特征性。T_1WI 上呈等或稍高信号,T_2WI 上呈等或稍低信号。结节内部信号均匀,无包膜。肝硬化在 T_2WI 上信号强度增高,可能为纤维间隔内炎性改变或扩张的血管间隙使水含量增多所致。周围纤维间隔形成小环状或网状高信号区,高信号的纤维间隔使再生结节呈相对低信号。弥漫性分布的再生小结节在 T_1WI 上表现为均匀的粟粒样高信号影。增强扫描示肝硬化再生结节无强化表现,在强化的肝实质对比下,再生结节显示为边界清楚的低信号灶。另外,T_2WI 上可见到的不规则线状异常高信号为纤维组织带,在动态增强早期可有轻度的强化,而延迟强化比较明显。

3.继发性改变

MRI无须对比剂即可显示血管,而且可任意方向成像。侧支血管表现为特定部位的结节状、条索状流空信号,有时可扭曲成团块。门静脉主干有血栓形成时,肝门区可见侧支形成。MRI相位对比技术还可估计血管开放、血流方向和肝硬化血流速率。增强扫描因门脉分流使肝内血供减少,肝实质的强化受到影响,因此肝脏强化往往不均匀。脾大的判定标准和CT相同,不但表现为脾脏长径增大,有时还表现为厚度的增加,因为含铁血黄素的沉着,脾内可见多发点状的异常信号,为长T_1、短T_2信号。腹水表现为肝周或脾周呈带状的长T_1、长T_2信号。

肝硬化MRI检查的重要意义在于及早发现恶性结节。再生结节为良性的,但有许多文献报道,肝癌的发生与慢性肝病有关,良性再生结节可经腺瘤样增生、非典型性腺瘤样增生、高分化HCC发展为经典的HCC。其中腺瘤样增生和非典型性腺瘤样增生已归类为DN。CT对它们的检出和定性都极其困难,而MRI可显示之。

四、鉴别诊断

几种类型的肝硬化的鉴别如下所述。①肝炎后肝硬化:肝脏比例失调,包膜锯齿状,实质回声增粗不均匀。门静脉增粗,血流速度减慢,甚至出现双向血流,肝静脉变细,则考虑肝炎性肝硬化。②血吸虫性肝硬化:肝脏比例失调,包膜锯齿状,回声呈龟背样或网状,其他声像图特征同肝炎后肝硬化。③布-加综合征:肝脏比例失调,实质回声不均匀,尾状叶明显长大;下腔静脉肝上段管腔狭窄或者呈隔膜状;肝后段管腔明显增粗,流速减慢和(或)肝静脉近段狭窄,甚至闭锁,并伴有肝静脉之间的侧支开放、尾状叶的肝短静脉及肝右后下静脉等的增粗;门静脉管径可正常。

第六节 原发性肝癌

一、概述

原发性肝癌是我国常见的恶性肿瘤之一。全球每年大约有55.1万人罹患肝癌,我国每年新发病例数占世界新发病例数的54%。世界因肝癌致死的病例占恶性肿瘤死亡的第三位,我国居第二位。值得注意的是世界各地原发性肝癌发病率都有上升趋势,每年约有25万人死于此病,其中约40%发生在中国。肝细胞性肝癌(HCC)为原发性肝癌中最常见的一种细胞类型,国内占90%以上。

肝癌患者大多具有肝硬化背景,高发地区肝癌和肝硬化的伴发率可高达90%以上。HCC的病理分类甚多,Eggel的经典分类为巨块型、结节型和弥漫型。巨块型通常为单个巨块,直径≥5 cm。5 cm以下的属结节,单个或多个分布。弥漫型少见,该型结节很小,弥漫分布且较均匀,易与肝硬化结节混淆。这一分类主要反映晚期肝癌的类型。1979年全国肝癌病理协作组在Eggel分类的基础上提出以下分类标准。①弥漫型:许多小癌灶弥漫分布于肝脏,难以手术切除。②块状型:直径≥5 cm,若≥10 cm则为巨块型,包括单块、多块和融合块状。③结节型:结节状,最大直径<5 cm,可呈单结节、多结节或融合结节。④小癌型:直径<3 cm,或相邻两结节直径之和<3 cm,边界清,常有包膜,手术切除率极高。

小肝癌(SHCC)的病理诊断无统一标准。我国肝癌病理协作组的标准是：单个癌结节最大直径不超过3 cm，多个癌结节数目不超过2个，其最大直径总和应<3 cm。

HCC的组织学特征为：①癌细胞有肝细胞特征。②癌细胞排列呈条索状，粗细不一，索间有血窦，窦壁有内皮细胞，部分有腺泡或毛细胆管。③癌细胞呈浸润性生长，可累及血管形成癌栓。④癌细胞中可见异型细胞，如透明细胞、梭形细胞等。

肝癌起病隐匿，早期多无症状，中晚期方才出现症状，常见的症状如下所述。①肝区疼痛：最为常见，多在右上腹部，为持续性钝痛，由迅速生长的肿块使包膜紧张所致，肿瘤破裂出血时刺激腹膜，可出现剧痛。②消化道症状：如胃纳减退、恶心、呕吐、腹胀、腹泻或便秘，有时可有便血。③消瘦乏力：呈进行性加重。④黄疸：可因肿瘤压迫胆管、胆管内癌栓引起梗阻性黄疸，也可因肿瘤大量破坏肝细胞致肝细胞性黄疸。⑤发热：多为不明原因的低中度发热，有时可以出现高热。⑥右上腹部肿块，另外还可有腹水征、脾大、上消化道出血等症状。

二、影像检查方法的选择

随着影像学技术的不断发展，肝癌病灶的检出率不断提高，直径>3 cm的病灶，其检出率几乎为100%，而直径≤3 cm者，检出仍有一定的困难。在各种CT检查技术当中，公认经动脉CT造影(CTA)和经动脉门脉CT造影(CTAP)为最敏感的检测手段，它对病灶的检出率在96%以上，对微小肝癌的检出率在60%～70%。但CTA和CTAP均为创伤性的检查手段，操作复杂，有一定的难度，检出敏感性高但特异性不高。在肝硬化较严重的病例，因门脉血液分流到侧支血管，使得进入肝脏的对比剂剂量减少，使肝脏和病变之间的密度差异减小而影响病灶的检出。另外，在伴有门脉癌栓的病例，因局部肝段血流减少，隐藏其中的病灶不易被发现。经肝动脉化疗栓塞术(TACE)属微创手术，术后碘油CT可发现肝内小的结节灶，在肝硬化结节和小肝癌的鉴别方面很有价值，对小肝癌的检出率可达92%～96%，但因肿瘤血供的不同、血管变异、插管的选择程度等因素的影响，其检出敏感性有较大的差异。在无创伤性的CT检查方法中，随着螺旋CT的普遍应用，特别是双期动态扫描的应用，使小肝癌和微小肝癌的检出率有了明显提高。目前多排螺旋CT双期或多期扫描技术已作为小肝癌检查的常规手段，特别是高危人群的CT检查。

MRI和CT相比，因所用设备档次不同、扫描参数不同、病例选择等因素的影响，报道结果差异较大。近年来随着多排螺旋CT双期扫描和高场强MRI快速动态增强的应用，较为一致的结果是两者均能明显提高小肝癌的检出率，特别是对富血供病灶的检出方面价值很大，MRI略优于CT，在统计学上有无差异，各家报道不一。MRI略优于CT的原因有：①MRI分辨率高，多个序列扫描可充分反映病灶的内部结构，如出血坏死、脂肪变性等特征。②MRI对包膜的显示优于CT。③MRI对比剂用量少，团注效果好。随着MRI肝脏特异性对比剂的普遍应用，可进一步提高微小肝癌的检出敏感性和定性准确性。目前，16排以上多层螺旋CT和高场强、高性能MRI的应用已很普遍，对肝脏病灶的检出率差异并不大，也许有互补作用。但定性能力，MRI略胜一筹，在CT不能定性的情况下，MRI为进一步的选择。至于MRI特异性对比剂增强检查，在病灶检出方面的应用已明显减少，但对CT、MRI定性困难的病例，MRI特异性对比剂增强检查仍然有不可替代的作用。

三、影像学表现

(一)数字减影血管造影(DSA)表现

1.动脉期

大部分 HCC 为多血供肿瘤,该期可显示肿瘤供血动脉及其分支增粗扭曲;出现异常增多、紊乱、粗细不均的肿瘤血管及形态不规则的血管壁;动脉血管可被推拉,呈弧形、拉直、分离表现;肿瘤包绕浸润动脉表现为血管僵硬、狭窄和闭塞;若有动静脉瘘形成,动脉期可见门静脉或肝静脉显影。

2.毛细血管期

毛细血管期可以清楚显示肿瘤的形态、大小和位置。肿瘤染色为结节状,均匀性或不均匀性的密度增高影,由对比剂积聚在肿瘤的间质间隙及滞留在肿瘤血管内所致;坏死区表现为充盈缺损;肿瘤可有寄生性侧支供血,当大肿瘤有 2 支供养动脉,且彼此交通较少时,可出现肿瘤因部分缺乏肿瘤血管染色而呈半球形的局部充盈缺损;少数 HCC 为少血供性,实质期表现为充盈缺损。

3.门静脉期

该期可显示门脉癌栓所致的充盈缺损或门脉阻塞。由于癌栓本身有动脉供养,故可于动脉中期在扩张的门静脉癌栓部位见到不显影的癌栓间杂着条纹状显影的供养动脉,称为"线条征"。肝静脉癌栓则表现为肝静脉部位出现"线条征",可延伸至下腔静脉,有时达右心房。

(二)CT 表现

1.平扫

平扫可显示病灶的部位、大小、形态、数目,并可了解肝脏的基础情况,但平扫发现直径<1 cm 病灶的概率很低。大多数病灶在平扫图上为低密度,少数为高密度,可能是肿瘤内有出血、钙化或肿瘤分化程度好。此外,伴有脂肪肝时,病灶也会成为高密度。总之,肿瘤和肝实质之间的密度差异取决于肿瘤本身的分化和成分,以及原来的肝脏基础。小的病灶,密度较均匀,大的病灶中心常发生坏死、出血或脂肪变性,密度不均匀。坏死出血的概率和病灶的大小成正比。弥漫型则为大小均等的细小结节,几乎遍布整个肝脏,在平扫图上有时仅表现为整个肝脏密度下降而不均匀,结节不清晰。

病灶以右叶多见,其次为左叶,尾叶少见。多位于肝脏表面,少数可为带蒂肿块向肝外生长,似为肝外肿块。大的病灶还可造成肝脏形态和轮廓的改变。绝大多数病灶为圆形或卵圆形,边界清楚或不清楚,少数浸润生长的病灶可为不规则形,且无明确的边界。病灶的边缘与肿瘤生长方式密切相关,以膨胀生长为主的生长较慢,压迫周围组织或引起周围组织纤维化反应,形成假包膜,这种类型的病灶边缘十分清晰且光整。如假包膜较厚,在平扫图上可表现为完整的低密度带。如病灶与周围组织密度接近,则低密度环影为平扫图上发现病灶的唯一征象。浸润性生长的肿瘤无包膜形成,边界极为模糊。我国及东南亚地区的肝癌病灶多为膨胀性生长,因此包膜出现的机会极高,但 CT 图像上不一定都能清楚地显示。如包膜完整,则病灶边界清晰;如包膜被肿瘤浸润或突破,病灶的边缘则部分清晰,部分模糊。

2.增强扫描

(1)动脉期:绝大多数病灶都能见到强化表现。大的病灶几乎均能见到强化,表现为密度不均匀,周边强化明显,而中心区域的坏死、出血及脂肪变性无强化。另外该期可显示肝动脉-门静脉的分流,表现为病灶附近门脉血管的早期浓密显影,其显影时间和密度几乎和腹主动脉一致。

病灶内出现动静脉分流现象为肝癌的特征性表现,肝动脉造影常能显示之。另一特征性表现是部分肝癌病例可见到供血动脉,常较为细小、扭曲,位于病灶的周边或中心。动脉期扫描对小的子灶的检出优于平扫和门脉期扫描。另外,在伴有门静脉癌栓的病例,因门静脉血流量减少,致该区域的强化程度降低,表现为低密度,隐藏在其中的肝癌不能被发现,而动脉期扫描时,该病灶仍接受肝动脉供血,有强化表现,呈高密度而易于识别。对于弥漫型肝癌则表现为遍布整个肝脏的高密度结节影,边界清楚。

小肝癌(直径≤3 cm)在动脉期扫描中多数表现为均匀强化的高密度灶,小肝癌病灶发生坏死和脂肪变性的机会少,而不均匀强化的病灶经手术病理发现均有不同程度的坏死和脂肪变性。也有少数病灶无明显强化,如平扫为低密度,动脉期仍为低密度。若平扫为等密度,动脉期也可为等密度。有些病灶平扫为低密度,在动脉期时仅有轻度强化而成为等密度。

(2)门脉期:肝实质明显强化达到峰值时期,此时肝癌病灶密度下降,因此大多数成为低密度,易于检出。大的病灶其边界显示较平扫及动脉期更为清楚,浸润生长者边界依旧模糊。其内密度往往不均匀,中心可见更低密度的坏死或出血区。

小肝癌在门脉期有多种表现。大多数病灶呈低密度,也有呈等密度甚至高密度的。分析其原因可能有以下几种:①病灶有门静脉参与供血。②肝癌病例大多数伴有肝硬化,肝脏的血流动力学发生改变,经门静脉回流的血液部分可进入侧支血管,使肝实质的血供减少,肝实质的强化程度受到影响,病灶和肝实质之间的密度差异减小而成为等密度或高密度。③伴有脂肪肝者,肝实质和病灶之间的密度差异也减小。④扫描时间个体差异的影响,当扫描层面正好落在病灶密度下降,而肝实质密度上升阶段时,病灶也可成为等密度或高密度。正因为有以上几种因素的影响,使得门脉期扫描在病灶的检出和定性方面都有一定的缺陷,而更强调肝动脉期扫描的必要性和重要性,但也会有少数病灶在肝动脉期扫描中为等密度而不能被发现,因此双期扫描对肝癌病例来说是必要的。

平扫图上见到的包膜在增强图上有几种表现:仍为低密度环影;环影消失,呈等密度改变;少数表现为高密度环影;也有分内外两层的,外层高密度而内层低密度。经病理对照研究表明,无强化的透亮带由受压的肝细胞和(或)纤维组织组成;强化带由纤维肉芽组成,内含丰富的血管。大的包膜型肿瘤,坏死与分隔夹杂,分隔代表存活组织,有明显强化,坏死区域无强化表现。包膜的显示高度提示 HCC 的诊断。

另外,门脉期对肝内外血管结构的显示最佳,易于判断血管有无受侵和癌栓形成。门静脉系统受侵和癌栓形成是肝癌肝内扩散最主要的形式,发生的机会和病灶大小关系密切,也与病理类型和肿瘤生长方式密切相关,弥漫型最多见,其次为巨块型,结节型最少见。肿块越大,门静脉受侵和癌栓形成的概率越高。门静脉受侵犯,主要见于分支血管。癌栓形成见于左右分支或主干,少数可扩展到肝外门静脉,有的可延伸至肠系膜上静脉和脾静脉内。门静脉癌栓的主要 CT 表现为:①门静脉血管内充盈缺损,可以为局部结节状、条状、分支状、分叉及半月形充盈缺损影。②主干及分支血管旁形成侧支血管。③胆囊周围侧支血管建立,常呈网格状。④受累静脉因滋养血管代偿扩张可见管壁强化。⑤受累门静脉血管扩张,造成分支直径大于主干,或主干和分支粗细不成比例。⑥门静脉主干癌栓形成,加重了原有门静脉高压程度,腹水出现率很高,难以控制。

肝静脉和下腔静脉也常受到侵犯和癌栓形成。在增强 CT 图上表现为受侵犯的血管狭窄不规则,或见局部受压或被肿瘤包绕;腔内不规则的充盈缺损影,有时可延伸至右心房内;局部血管腔扩大,奇静脉(半奇静脉)扩张。判断下腔静脉是否有癌栓形成要慎重,因为在增强早期,下腔静脉尚未显影或仅部分显影,其内密度不均匀为正常表现,需做同一部位的延迟扫描进行鉴别。另外,下腔静脉受肿瘤压迫时也可不显影。临床上判断是否有下肢或腹壁的水肿有助于做出诊断。螺旋CT血管造影可直观、全面地显示肝内静脉系统的解剖、受侵,以及癌栓的范围及侧支开放的情况,更有利于术前治疗方案的选择。

肿瘤侵犯肝门区或胆管内有癌栓形成时,可造成肝门区和肝内胆管的扩张。扩张的胆管可局限于肝门区附近,但往往同时累及右叶或左叶,或左右叶均见扩张。扩张的程度为轻至中度。平扫图上,可见到和门脉血管相伴行的低密度条状影,在增强扫描图上显示更加清晰。扩张的胆管近肝门处可能中断或不规则。有时肝门淋巴结肿大压迫胆管也可造成肝门区及肝内胆管的扩张,但肿大的淋巴结有时在CT扫描图上不易被发现。

另外肝癌还可出现肝外转移的一些征象。如腹膜后淋巴结转移、心膈角处的淋巴结转移、胆囊受侵、腹壁受侵、肾上腺转移、肺转移等。肺转移是肝癌肝外扩散的主要和常见形式,因此在CT扫描时横膈层面可用肺窗观察,以免遗漏肺转移病灶。

弥漫型肝癌是原发性肝癌的少见类型,表现为肝内广泛分布的小结节影,数毫米到 1 cm 不等,大小和分布较为均匀。有时和弥漫型肝硬化不易鉴别,但在弥漫型肝癌中门静脉癌栓的发生率几乎为100%,以此可以鉴别两者。几乎所有病例都伴有肝硬化,且癌结节很小,因此在平扫图上多表现为肝实质密度不均匀,对结节的显示率较低。增强扫描后,病灶和肝实质之间有一定的密度差异,可显示整个肝脏多发的小结节影,病灶为低密度影,边缘可有强化。另外在广泛门静脉癌栓形成的病例,肝实质和病灶之间的密度差异不大,有时不能显示其中的癌结节,如不仔细观察和分析,甚至会漏诊。

患者伴有脂肪肝时,因肝脏背景密度的改变造成肝细胞性肝癌的表现有所不同。CT平扫图像上,病灶往往呈高密度。动脉期,病灶有强化表现仍为高密度;门脉期和(或)延迟期,病灶为等密度或高密度,容易和血管瘤或肝岛混淆。测量病灶的CT值,绘制时间-密度曲线在鉴别诊断中非常重要,MRI 的 T_2WI 也有鉴别价值。虽然背景密度改变,使得肝细胞性肝癌的表现特殊,但其强化曲线仍为"速升速降"型。血管瘤强化更加明显,而且其强化曲线为"速升缓降"型或"缓升缓降"型。肝岛的强化表现和正常肝实质一致,而且无占位效应,多位于肝脏的边缘,呈不规则形或片状。

另外,患者伴有心功能不全或大量腹水等影响循环功能的因素时,如仍按常规的延迟时间扫描,则病灶在门脉期可能才会见到强化表现呈高密度,造成定性诊断有一定困难,如加做平衡期(延迟期)扫描,绘制时间-密度曲线,其变化符合肝癌特点,仍能做出诊断。

(3)平衡期:以往的观点认为平衡期时病灶和肝实质之间的密度一致而不易检出,因此要避免平衡期的扫描。自螺旋CT应用以来,肝动脉期扫描大大提高了病灶检出率和定性准确率,因此在双期扫描的基础上加做平衡期扫描有一定的价值。对于不典型的肝癌病灶,可进一步观察其强化曲线,有助于定性。另外有学者报道在平衡期扫描中病灶的边界显示更加清楚,且包膜的显示率提高。甚至有学者认为仅做动脉期和平衡期扫描即可。

肝癌病灶可以带蒂,由肝内向肝外生长,有时可完全突出于肝脏轮廓之外,类似于肝脏邻近脏器来源的肿瘤。如向肝胃间隙生长会误诊为食管下段或胃间质瘤;向肝肾间隙生长误诊为肾上腺来源的肿瘤;向胆囊窝生长的病灶易误诊为胆囊癌或结肠肝曲的肿瘤。除薄层扫描观察上下连续层面外,应多方位观察肿瘤和正常肝脏的交界面,尤其是病灶的强化方式为鉴别诊断的要点。

3.肝癌术后复发的 CT 表现

肝癌手术切除后其复发率极高,复发的部位有手术局部区域,以及肝内其他部位。复发病灶的血供和原发病灶相似,因此其 CT 表现也同原发病灶。复发病灶多为结节型,且病灶较小。手术瘢痕和复发病灶在平扫上均为低密度,但在动脉期扫描中复发病灶往往有强化表现呈高密度,而术后残腔及瘢痕无强化,仍为低密度,常为楔形或不规则形,位于肝脏外周。有些复发灶位于手术瘢痕区域,在门脉期扫描中为低密度,和手术瘢痕不易区分,因此动脉期的扫描是必要的。

4.特殊类型肝癌的 CT 表现

肝癌的特殊表现是基于其特殊的组织学类型和细胞学类型。常见的有以下几种。

(1)纤维板层样肝细胞癌:纤维板层样肝细胞癌是肝细胞癌的一个罕见类型。纤维板层样肝细胞癌的发病和乙肝感染、肝硬化无明显关系,多见于青年,无性别差异。肿瘤常为单发,以左叶居多,瘤体通常较大。大体标本上通常表现为边界清楚、体积巨大的质硬的肿块,切面表现为瘤体中央可见到界线不清、伴有中央灰色的星状纤维条索,向外周放射伸展,将癌组织分隔。肿瘤实质内可发生不同程度的出血、钙化和囊样变。周围肝组织无硬化表现。CT 平扫可显示病灶为边缘清楚的低密度灶,其内部可有条索状结构和坏死。内部出现钙化为其特点,多为点状或圆形的高密度影。增强扫描可见肿瘤血供丰富,动脉期有强化表现,而其内纤维结构无强化仍为低密度。门脉期病灶往往有持续强化,其包膜也显示清晰。另外还可显示肝内胆管扩张,扩张的程度可由轻度到重度。门静脉主干和大的分支可以受压或有癌栓形成,下腔静脉和肝静脉也可有受压、受侵或癌栓形成。邻近组织和结构也可有受侵改变。少数情况下,可伴有肝内播散、肝外转移和腹膜转移。但这些改变出现的概率极低。纤维板层样肝细胞癌的表现和肝局灶性结节性增生(FNH)有交叉重叠。鉴别的要点为:FNH 动脉期一般强化明显且均匀一致(除中心瘢痕外),钙化和包膜以纤维板层样肝细胞癌多见;纤维板层样肝细胞癌的中心瘢痕在 T_2WI 上为低信号,而瘢痕内无异常血管。

(2)硬化型肝癌:硬化型肝癌也是肝细胞性肝癌的一个特殊病理类型。病理上显示狭条状的癌细胞索被致密的结缔组织分隔,癌细胞也有不同程度的变性。此种肝细胞性肝癌的恶性程度往往较高。增强动脉期病灶强化程度不一,可仅有轻度强化或不强化,门脉期和延迟期强化反而明显,和血管瘤的表现有相似之处。可鉴别的是硬化型肝癌强化的程度不及血管瘤。有些病例表现为动脉期无强化,门脉期和延迟期可见到边缘环形强化或病灶内点状强化,鉴别诊断有一定难度。

(3)混合型肝癌:由肝细胞性肝癌和胆管细胞性肝癌混合而成。其 CT 表现也具有这两种肝癌的特征。增强动脉期病灶可出现早期强化,往往不均匀,门脉期和延迟期病灶仍可有持续强化,而且病灶内常可见到扩张的胆管,有时在病灶周围也可见到。由于在组织学上,肝细胞性和胆管细胞性癌的比例不一,不同病例也有不同的 CT 表现:有的倾向于肝细胞性,早期强化明显;有的倾向于胆管细胞性,延迟强化较明显,包膜较少见。

(4)透明细胞性肝癌:在约 10% 的 HCC 病灶中,瘤细胞胞质因含有大量糖原或脂质,在常规病理切片中胞质呈现白色,细胞为透明状,称为"透明细胞"。镜下 19.6% 的 HCC 可见胞质内含有脂肪,然而文献报道,在影像上只有 1.6% 的病例显示胞质内有脂肪成分。透明细胞型 HCC,在 CT 平扫图像上表现为低密度,可含有脂肪密度,MRI 反相位 T_1WI 上,病灶信号下降,T_1WI 抑脂序列有助于显示病灶内的脂肪成分。动态增强显示脂肪成分不强化,实质成分仍然有不均匀强化,平衡期或门脉期强化程度减退,或表现为分隔样强化。

(三) MRI 表现

1. SE 序列成像

(1) T_1WI：主要反映组织的 T_1 弛豫时间。原发性肝癌因组织间隙内水分增加,在 T_1WI 上多为低信号。大的肿瘤因中心出血坏死常见,信号不均匀,表现为混杂信号,低信号中夹杂斑片状或点状的高信号或更低信号。近年来的文献报道,肝癌在高场强 T_1WI 的信号复杂多样,41% 为低信号,24% 为等信号,34% 为高信号。T_1WI 上病灶信号的改变和肿瘤的大小无直接关系,但 T_1WI 上高信号在小肝癌中更为常见。文献报道,小肝癌在 T_1WI 上低信号占 31%,等信号占 18%,高信号占 51%。病理对照研究表明,T_1WI 上低信号者主要是因为病灶的纤维化和液化坏死,而高信号者除病灶内出血、脂肪变性外,还和肿瘤的分化程度有关。另外,和病灶内金属的含量也有一定关系。肝癌的脂肪变性是其病理特征之一,CT 检查不甚敏感,而 MRI 可很好地反映之。脂肪变性的显示和信号变化与 MRI 场强有关。化学位移成像有助于进一步明确,梯度回波序列的相位对比是常用的方法。单结节型小肝癌的脂肪变性最为常见。Edmondson-Steiner 分级 I 级者在 T_1WI 多为高信号,II～III 级者也可为高信号,但其信号强度低于分化 I 级的肿瘤。HCC T_1WI 的信号强度还反映了肝脏和病灶中铁和铜的含量。分化好的 I～II 级 HCC 含铜量较多,因而高信号较为常见。另外,如肝内过多的铁质沉着,使肝实质在 T_1WI、T_2WI 上表现为较低信号,HCC 在周围肝组织低信号强度的对比下可表现为高信号。细胞内糖蛋白和铜结合蛋白的增加也是 T_1WI 上高信号的原因。

包膜也是 HCC 的一个大体病理特征,特别在肝炎后肝硬化患者发生肝癌时,其包膜出现率为 70%～80%。包膜的出现概率与肿瘤大小和生长方式有关。包膜表现为肿瘤周围的环形结构,为正常肝组织受压所致。病理检查发现其有两层结构,内层含丰富的纤维组织成分,外层为大量受压的血管和新生胆管,内层比外层薄。T_1WI 对包膜的显示较为敏感,可识别 0.5～3 mm 厚的包膜,显示率达 40%～80%,高于 CT。有包膜的肿瘤,T_1WI 上表现为肿块边界清楚,可见周围完整或不完整的低信号带,厚度不一。T_2WI 对包膜的显示率较低。结合 T_1WI 和 T_2WI 的信号改变,包膜有以下几种表现：①T_1WI 和 T_2WI 均未能显示。②T_1WI 上低信号,T_2WI 未能显示。③T_1WI 上低信号,T_2WI 上也为低信号。④T_1WI 上为低信号;T_2WI 上外层为高信号,内层为低信号或有时仅在 T_2WI 上为高信号。包膜的显示高度提示 HCC,肝内占位性病变除肝腺瘤可见包膜外,血管瘤、转移性肿瘤、FNH 等一般无包膜形成,但有时可以见到包膜样的环形强化,需仔细鉴别。

(2) T_2WI：HCC 在 T_2WI 上多为高信号,约占 90%,均匀或不均匀,边界清楚或不清楚。较大的病灶往往信号不均匀,病灶内更高信号可以是坏死、液化或出血,也可以是肿瘤内扩张的血窦。病灶内低信号则可能是肿瘤凝固性坏死,纤维化组织或钙化。在 T_2WI 上呈现的"镶嵌征"也为 HCC 的特征性表现,在病理上为瘤内融合的有活力的小结节被薄的隔膜或坏死区分隔开来,隔膜为纤维组织形成,比包膜薄,T_1WI 不易显示,而在 T_2WI 上则显示清晰,表现为低信号的线状结构,整个病灶信号不均匀。另外,有 4%～5% 的 HCC 在 T_2WI 上为等信号,2%～3% 的 HCC 为低信号。一般认为 T_2WI 上低或等信号的肿瘤分化程度高。有些 HCC 由退变结节发展而来,早期肝癌就表现为 T_2WI 上低信号结节中见到高信号结节,称为"结节中的结节"。另外,在 T_2WI 上包膜和肿瘤的信号相似,不易识别,因而 T_2WI 对包膜的显示率明显低于 T_1WI。

不用对比剂即可清晰显示血管为 MRI 的优势之一,可在多个序列、多个轴面上观察血管的走行和信号变化。肿瘤侵犯血管是 HCC 的重要征象之一，转移性肝癌及其他肿瘤很少侵犯血管。血管受累表现为血管受压推移，如有癌栓形成，则表现为血管内血流信号改变，在 T_1WI 及 T_2WI 上为高信号，但要排除慢血流的可能。肿块越大，门静脉受侵和癌栓形成的概率越高，特别是弥漫性肝癌。门静脉受侵主要见于分支血管，病灶位于肝门附近时也可侵犯门静脉主干。肝门脉系统癌栓形成和病灶的位置有关，少数可延伸至肝外门静脉、肠系膜上静脉和脾静脉内。

另外，大的病灶可以见到肝静脉和下腔静脉受侵或癌栓形成，血管腔变窄，轮廓不清，局部可见到压迹，血管被肿瘤包绕，血管腔内信号不均匀，正常流空效应消失等。HCC 有无侵犯血管仅靠横断面成像可靠性不高，需结合冠状面、矢状面成像。门静脉系统 MRA 特别是增强 MRA 可全面直观地反映血管有无受侵或癌栓形成，血管受侵的范围和程度，以及肿块和血管的关系，提高了诊断的可信度。

2.增强扫描

随着技术的进步，MR 扫描速度越来越快，一次屏气可以完成全肝的扫描，甚至可以和 CT 一样行双动脉期的扫描。以西门子公司为例，采用增强的序列是 FLASH，是一个 T_1WI 序列，顺磁性对比剂 Gd-DTPA 的增强作用主要是缩短 T_1 时间，增强 T_1 对比度，从而增加病灶和肝实质之间的信号差异，使病灶检出率有了明显提高。Gd-DTPA 增强扫描可动态观察病灶的血供特点，也有利于病灶的定性。有关文献报道认为，MRI 动态增强对 HCC 的检出敏感性明显高于 SE 序列 T_1WI 和 FSE 序列 T_2WI，定性准确性也较 T_1WI 加 T_2WI 明显提高。常用的对比剂为 Gd-DTPA（德国先灵），剂量为 0.15～0.2 mmol/kg，总量一般为 15～20 mL。注射速率约为 2 mL/s，一般在 10 s 左右推注完毕，延迟 5～10 s 后开始扫描。一般行 3 次（20～25 s、65～70 s、90～120 s）采样，必要时加作第四次采样（一般在 3～5 min 时）。

(1)动脉期：第一次相当于动脉期，此时肝实质的强化不明显，因为肝动脉仅占肝脏血供的 20%～25%，而主动脉、腹腔动脉、脾动脉及肝动脉等强化显著，脾脏强化明显而不均匀，呈"彩带"状或"斑片"状。肝癌 90% 以上由肝动脉供血，且大部分为富血供病灶，因而在动脉期有明显强化。大的病灶中心坏死液化多见，因而强化不均匀，往往表现为周边强化，有的肿瘤有分隔，可见到分隔强化，整个病灶呈多房状改变。另外，动静脉瘘是肝癌的特征性表现，在血管造影中易于显示，Gd-DTPA 增强也可发现，表现为病灶中心或附近的门静脉提早出现强化，且其信号可和主动脉信号强度接近。有些病灶还可在周边或中心见到供血动脉。大部分小肝癌病灶呈均匀强化的高信号，少数病灶内有脂肪变性或透明细胞变性，或伴有出血、坏死时，其信号也不均匀。有些病例为少血供病灶，在动脉期不强化或仅有轻度强化，成为低信号或等信号。

(2)门脉期：第 2～3 次相当于门脉期，此时门静脉和肝实质强化明显，达到峰值期，肝实质信号明显上升，而 HCC 病灶的信号已经下降。因而此期大部分病灶呈低信号，和螺旋 CT 动态增强表现相似。有些肿瘤细胞外间隙较大，对比剂分布多，滞留时间长，不仅增强早期强化明显，而且在门脉期甚至 4～5 min 后仍可持续强化，呈相对高信号，均匀或不均匀。另外，有些病灶血供特别丰富，或有门静脉参与供血，此期也可为相对高信号或等信号。少血供的病灶，动脉期无明显强化，门脉期也仍为低信号。此期显示血管侵犯和门静脉癌栓也更为清楚，表现为血管不规则变细、中断，或门静脉主干或分支不显示，其内可见低信号的充盈缺损呈半月形，门静脉管壁可有强化。门脉主干有癌栓形成时，肝门区可见许多强化的、扭曲的细小侧支血管影，称为海绵样变。弥漫型肝癌因几乎 100% 伴有门静脉癌栓，肝实质的强化程度下降，有时不易明确病灶的边界和数目，而增强早期可表现为遍布整个肝脏的多发的强化结节影而易于识别。

(3)延迟期：此期对比剂在肿瘤组织及肝实质的细胞外液间隙达到平衡，肿瘤和肝实质的信号均下降，两者间的对比减小，病灶成为低信号或等信号，结合增强早期和中期扫描中病灶的强化表现，有助于定性诊断。特别是不典型的肝癌和血管瘤的鉴别必须做此期的扫描。此期大多数的肝癌成为低信号，极少数为等信号；而血管瘤绝大多数仍为高信号，极少数为等信号。结合 SE 序列上的信号改变，可以做出诊断。有包膜的病灶边界显示清楚，往往可见到包膜强化，包膜强化可见于动态增强的各个时期，相对而言，以门脉期和延迟期包膜强化较清晰，呈环形高信号带，厚薄可以不一，完整或不完整。增强扫描对包膜的显示率和 SE 序列 T_1WI 相当或略高。肝内胆管受侵犯，局部或远处淋巴结转移较少见。其表现同 CT。

四、鉴别诊断

MRI 的 SE 序列 T_1WI 结合 T_2WI 对病灶的检出和定性均有很大的价值，因此多数病例不用增强扫描也可明确诊断。有些征象可提示 HCC 的诊断，如巨块周围有卫星灶，病灶周边出现"晕圈征"，病灶内脂肪变性或出现"镶嵌征"，血管侵犯及合并肝硬化等。但对有些不典型病例，即使是结合增强扫描也难以定性，这是因为 HCC 病灶的血供有差异，病理类型和细胞分化程度也各不相同，造成 MRI 表现的多样性。

(一)肝局灶性结节性增生(FNH)

FNH 为肝脏少见的良性肿瘤，血供极为丰富，在动脉期扫描时可明显强化呈高密度，有时可见到肿块中心或周边粗大、扭曲的供血动脉，其强化特征为除中心瘢痕外均匀一致，中心瘢痕无强化表现，仍为低密度，呈条状、放射状或不规则形，但并非每例都能显示。在门脉期，FNH 病灶为略高密度或等密度，其边界不清，不如肝癌病灶和正常肝实质之间的分界清楚。在延迟期病灶多呈略低密度或等密度，此时中心瘢痕也可有延迟强化。增强早期病灶均匀强化，中心瘢痕区的显示，尤其是瘢痕区的延迟强化为 FNH 的特征性表现。在 T_1WI 上多为等信号或低信号，病灶内信号均匀，有时可见中央瘢痕区呈更低信号。病灶边界往往不清。T_2WI 上一般为略高信号或等信号，和正常肝实质界线不清楚。中心瘢痕表现为更高信号为其特征。增强扫描早期可明显强化呈高信号，除瘢痕以外病灶的强化均匀一致。有时在病灶中心或周边可见到增粗、扭曲的血管影，增强中期和晚期大多数病灶仍为略高信号或等信号，病灶边界不清，多数中心瘢痕有延迟强化，仅少数病灶的中心瘢痕可始终无强化。FNH 的 MRI 表现是多样的，多数病例较为典型，结合甲胎蛋白(AFP)阴性，无肝炎、肝硬化病史，一般可以做出诊断。

(二)腺瘤

腺瘤为血供丰富的良性肿瘤，但有出血和恶变倾向，一般也主张手术治疗。好发于年轻女性，和口服避孕药有关。肝动脉期扫描可明显强化呈高密度，和正常肝组织之间界线清楚。门脉期和延迟期病灶可为等密度或略低密度。如病灶中心有出血，则表现为低密度，无强化，不易和 FNH 的中心瘢痕鉴别。腺瘤几乎都有包膜，包膜的显示有助于诊断。其 CT 表现和 FNH 相似，MRI 肝胆细胞特异性对比剂有助于两者的鉴别。其 MRI 表现具有多样性，缺乏特征性表现，T_1WI 上多为高信号，也可为低信号和等信号；T_2WI 上多为高信号，少数为等信号和低信号。其信号强度往往不均匀。增强扫描中的表现和 FNH 相似，但腺瘤可有包膜，病灶内的出血较为多见。

(三)血管瘤

大的血管瘤多数具有典型表现,如增强早期病灶边缘呈结节状或环形强化,门脉期或平衡期强化范围不断扩大逐渐向中心扩展呈等或高密度充填。如有中心瘢痕,则始终无强化表现,仍为等密度。小的血管瘤(直径≤3 cm),其强化表现多样,动脉期扫描其强化类型有:边缘或中心点状或小球状强化;整个病灶均匀强化;无强化。在门脉期其强化表现也有三种类型:边缘或中心强化范围扩大;均匀强化呈高密度或等密度充填;仍无强化。前两种表现均符合血管瘤的特点,不难做出诊断;而第三种表现和少血供肝癌不易鉴别,延迟期的扫描是必需的,因为有些小血管瘤,瘤壁厚,瘤腔小,对比剂进入缓慢,或有些血管瘤内有较多纤维组织,对比剂不能进入,此时可加做 MRI 扫描,对鉴别诊断有重要价值。MRI 对其的诊断敏感性高达 95% 以上。重 T_2WI 上的"亮灯征"改变有助于定性,信号强度高且均匀,边界清楚,而 HCC 在重 T_2WI 上信号强度下降,为稍高信号且不均匀。另外,血管瘤无包膜。大的血管瘤,几乎都伴纤维化瘢痕形成,造成信号不均匀,呈裂隙状或放射状,应和 HCC 的"镶嵌征"进行鉴别。动态增强有助于进一步定性;增强早期大的血管瘤往往表现为周边结节状显著强化,随着时间的延长逐渐向中心扩展直至全部充填;充填时间长短不一,与病灶大小有一定关系;血管瘤的瘢痕区则不能全部充填。小的病灶强化方式多样,可在增强早期呈均匀强化的高信号灶,和 HCC 强化方式相同,但在增强中期和晚期仍有持续强化,多表现为高信号或略高信号,少数为等信号者和 HCC 的鉴别有一定困难,但结合 SE 序列 T_2WI 上的表现可以做出诊断。总之,血管瘤的动态增强特征为"早进晚出"或"晚进晚出",以此可以和肝癌进行鉴别;SE 序列 T_2WI 对 HCC 和血管瘤的鉴别价值很大,结合动态增强扫描一般不难诊断。

(四)胆管细胞癌

胆管细胞癌好发于肝左叶,发生于周围胆管的病灶常较大,边界不清楚,动脉期扫描病灶无强化表现或有轻至中度的强化,强化程度远远低于肝细胞肝癌,门脉期和延迟期扫描时病灶往往呈持续强化,似有缩小改变,边界不清楚,但是始终无充填改变,延迟强化区内见到扩张的胆管为其特征性表现。另外多数病例可见到病灶周边或中心有扩张的胆管。

(五)肝脓肿

典型的肝脓肿平扫时为边界不清的低密度,中心可见更低密度的坏死液化区,坏死的 CT 值较水略高。病灶周边可见密度不同的低密度环影,有单环、双环或三环表现。动脉期脓肿壁即可出现强化,门脉期和延迟期时仍可见到强化,其内分隔也可有强化表现,而中心坏死区域无强化。不典型的肝脓肿类似软组织肿块,和肝癌的鉴别有一定困难。但肝脓肿的早期强化不如肝癌明显,另外门脉期和延迟期仍可见强化且边界不清。结合病史有助于两者的鉴别。

(六)肝硬化结节

典型的肝硬化结节平扫时为高密度结节影,动脉期无强化表现,而门脉期整个肝脏的密度趋向均匀一致而无结节感。也有一些肝硬化结节,门脉期仍为弥漫分布的低密度结节影,和弥漫型肝癌的鉴别较难。门静脉是否有癌栓形成是鉴别的主要依据。单发的肝硬化结节可有典型表现,一般不难诊断,而有些则表现为平扫、动脉期、门脉期及延迟期均为低密度结节,与少血供肝癌难以鉴别。MRI 检查对两者的鉴别极具价值。

(七)转移性肝癌

MRI 对转移性肿瘤的发现很敏感。一般转移灶为多发,大小、分布趋于均匀,边界清楚或不清楚。T_1WI 上多为低信号，T_2WI 上多为高信号，富血供的转移灶可在 T_2WI 上呈明显高信号，类似于血管瘤。另外，T_2WI 上高信号病灶的中心见到更高信号区域，即"靶征"，代表肿瘤内的出血、坏死等成分。此外，也可见到肿块周围的高信号环，代表瘤周水肿。增强扫描早期病灶的强化多样，可以强化不明显或表现为周边环形强化、不均匀强化，也有少数富血供病灶可有早期均匀强化，和HCC不易鉴别，但在增强后期多数病灶仍可见到环形强化，和HCC不同。

第七节　胆石症

一、概述

胆石症是胆道系统最为多见的疾病之一，是指发生于胆道系统任何部位的结石病的总称，最多见于胆囊内，胆囊管、肝管和胆总管结石较为少见。胆石症常见于中年女性。在诊治胆道系统疾病时，明确有无结石具有重要意义，影像学检查大多可以做出较为明确的诊断。

胆石症的临床表现取决于胆石的部位，是否有移动或嵌顿，以及有无并发胆道梗阻和继发感染等。胆绞痛和阻塞性黄疸是胆石症的两个较为特殊的临床表现。胆绞痛大多是由胆囊内的结石移动至胆囊管和胆总管内时所引起的。局限于胆囊内的结石一般不产生绞痛。黄疸则多是由结石停留在胆总管或肝管内引起梗阻所致的。胆绞痛可以缓解或反复发作。黄疸可为间歇性或可持久存在。此外，其他症状一般与在胆囊炎中所见者相同。如有胆囊坏疽穿孔则可产生腹膜炎表现。

胆结石是由不同成分的胆固醇、胆色素和钙盐所组成的。形成结石的原因尚不完全清楚，感染和胆汁淤积是其中两个重要因素。胆结石根据其不同的化学成分可以分为：胆固醇结石、胆色素结石、胆固醇和胆色素混合结石、含有钙盐的混合性结石、滞积性结石。胆固醇结石多为单发，呈圆形，往往较大，剖面可见粗糙的胆固醇结晶体呈放射状排列。胆色素结石常为多发，呈黑色颗粒状，小而无一定的形态。胆固醇和胆色素混合结石的中心为胆固醇，周围为成层的胆色素和胆固醇，可夹杂钙盐。混合性结石最常见于胆囊内，一般为多发，可以是分叶状或多面状如石榴籽样；其剖面多成层，往往可有裂隙产生。滞积性结石可为单发或多发，多见于胆管内；这种结石大多是在胆囊内形成，然后移入胆管，但偶尔可在胆管内产生，多伴有不同程度的胆管梗阻，它们的形态不一，大多是由胆色素和胆固醇组成，一般含钙盐很少。胆结石的大小不一，可自砂粒样到鹅蛋大小，较大的结石多位于胆囊内。胆囊结石常伴有胆囊炎，如果结石嵌顿在颈部或胆囊管内可以引起胆囊积水或积脓，胆囊壁炎性改变，甚至引起胆囊坏疽、穿孔。

二、影像检查方法的选择

CT和MRI，尤其是磁共振胰胆管成像（MRCP）是目前最佳的影像学检查方法，能立体显示整个胆系结石的分布，并能直观地显示结石的大小、形态、数目、位置，以及梗阻部位和梗阻程度。X线平片和静脉胆道造影对诊断胆管结石帮助不大。

三、影像学表现

(一) X 线表现

胆结石结构复杂，X 线平片显示率受诸多因素影响，已退次要地位。典型的胆囊阳性结石表现为圆形、椭圆形或多面体形密度增高影，一般密度不均，呈砂粒状、分层状或环形钙化，可为单个或多个。右上腹部其他结构和器官的病变也可以产生各种钙化阴影，必须予以鉴别，其中以淋巴结钙化和肾结石最为多见。投照右侧位片虽然可以根据阴影的部位推测钙化阴影是否符合胆囊部位，但在某些情况下往往仍然不能做出明确的结论，需做进一步检查。

(二) CT 表现

胆结石的 CT 诊断的直接征象是发现高密度或低密度结石，间接征象是发现肝内胆管、左右肝管、胆管及胆囊的扩张。胆结石按照密度不同 CT 表现可分为 4 种类型：高密度结石、等密度结石、低密度结石、混合密度结石。胆结石的 CT 表现与其化学性质有密切关系，其 CT 值与胆固醇含量呈负相关，与胆红素和钙含量呈正相关。高密度结石绝大多数为胆色素类结石，少数为混合类结石，CT 可明确显示。等密度结石，在不口服胆囊对比剂的情况下，CT 不能发现。若疑有等密度结石时可以做静脉胆系造影后 CT 扫描，并改变体位后扫描，可以提高胆系结石的诊断率。低密度结石表现为胆道中出现低于胆汁密度的大小不一的透亮影。混合密度结石表现为结石密度不均匀，呈典型的层状或环状。胆石症的患者多合并胆囊炎，可伴相应的 CT 表现。目前，双能量 CT 扫描对结石化学成分的分析很有帮助。

钙胆汁是一种少见的病理变化，发病机制尚不明确，常伴有结石。胆汁中钙质来源说法不一，多数认为慢性胰腺炎或胆道梗阻可使胆汁中的胆固醇与钙盐的比例失调，致使胆汁中碳酸钙沉淀，胆汁密度增高。临床表现具有胆石症和胆囊炎的症状和体征。CT 表现为胆囊内容物密度明显升高（达 60～80HU）。在钙胆汁没有充满整个胆囊的病例，CT 可见钙胆汁平面。鉴别诊断方面要除外胆道出血和出血性胆囊炎，以及胆囊内充盈有对比剂。一般钙胆汁的密度明显高于出血，通常高 15～20HU。胆囊内是否充盈对比剂，可查询病史或复查以明确。

(三) MRI 表现

使用高场强 MRI，胆囊结石在 T_1WI 和 T_2WI 上通常均表现为信号缺失，呈低或无信号，也可表现为混杂信号，部分区域在 T_1WI 和 T_2WI 上均为高信号。部分胆囊结石在 T_1WI 上可表现为明显的高信号。目前的研究认为，胆囊结石的信号改变除与结石中的脂质成分有关，也和结石中的大分子蛋白有密切关系。目前，MRI 诊断胆囊结石的总的准确性达 80%。在 T_1 加权像上，无信号的结石与低信号的胆汁之间对比不明显，极易漏诊，仅混杂信号和高信号可以识别。在重 T_2 加权像上，胆囊内容物为明显高信号，低或无信号的结石呈充盈缺损，易于显示。MRCP 是磁共振水成像技术的一种，由于其无创、无须对比剂、简便快速，在胆道系统的检查中应用很广泛。MRCP 可显示整个胆道树，对胆系结石的大小、形态、数目、梗阻部位和胆管扩张的程度可提供可靠的诊断依据。特别是胆管系统多部位多发结石，术前 MRCP 定位对手术治疗有重要意义。

四、鉴别诊断

(1) 胆囊结石与胆囊占位病变鉴别：后者表现为软组织肿块，增强后有不同程度的强化。

(2)肝内胆管结石与下列疾病的鉴别:①肝内钙化斑,一般不引起肝内胆管扩张等。诊断需结合病史。②肝内胆管积气,MRI为低信号,但其形状不稳定,边界锐利,紧贴胆管前壁,改变体位沿重力相反方向移动。CT为气体密度。

(3)肝外胆管结石与肝外胆管癌的鉴别:后者一般为软组织密度/信号/回声,可见胆管壁受侵犯等征象,增强有强化。少数鉴别困难者需结合临床资料。

第八节 胰腺癌

一、概述

胰腺癌通常指胰腺导管腺癌,约占整个胰腺恶性肿瘤的95%。胰腺癌的好发年龄为40~80岁,发病率随年龄增长而增高,高峰段为80岁,总的男女之比约为1.5:1。胰腺癌的发生率有逐渐上升的趋势,究其原因可能很多,但人们的平均寿命的增长和诊断技术的提高可以成为解释的因素之一。胰腺癌预后差,以往由于对胰腺癌的早期临床症状认识不足及影像学检查的限制,临床上发现的胰腺癌大多为中晚期,手术难以切除,仅能做放疗或化疗等姑息性治疗,其5年生存率不足5%。近年来由于对早期胰腺癌临床的深入研究和影像学检查手段的发展,尤其是多排螺旋CT和高场强MRI的出现,早期或小胰腺癌(肿瘤直径≤2 cm)的发现成为可能,特别是早期胰头癌(包括钩突癌)的发现呈增加趋势。文献资料显示60%~70%的胰腺癌发生在胰头,15%~20%在胰体,5%~10%在胰尾,1%~5%为弥漫型胰腺癌。胰腺癌在病理上依细胞分化程度分为高、中、低三类,但多数为高分化腺癌,间质有大量纤维组织。有的癌性腺管分化良好,很难在光镜下与慢性胰腺炎增生的导管相鉴别。胰腺癌在病理上还分为黏液腺癌、腺鳞癌和多形性癌等亚型;除了胰腺导管细胞癌外,实际上胰腺癌还包括腺泡细胞癌、胰胚细胞癌、小细胞癌等罕见的病理类型。

由于胰腺癌具有围管性浸润和嗜神经生长这两个重要生物学特性,因此,胰头癌早期就可出现胆总管、肝内胆管扩张,胆囊增大,以及胰腺管扩张,患者感上腹部闷胀、食欲减退和持续性腹痛或腰背痛。胰头癌进一步发展导致临床上患者出现进行性加重的黄疸,胰体、尾癌主要为持续性腹痛和(或)腰背痛。因此,胰头癌发现时常较胰体、尾癌为小,原因之一是胰头癌导致黄疸促使患者较早就诊。胰腺癌较易出现其他脏器或淋巴结的转移,依次为肝、胰周局部淋巴结、腹膜后和肺等。由于胰腺淋巴引流丰富和缺乏胰周包膜,故胰腺癌较早出现局部淋巴转移,如胰周、主动脉、腔静脉旁和门脉腹腔动脉干旁淋巴结最易受累。晚期病例常出现消瘦、恶病质和腹水等临床表现。

二、影像检查方法的选择

CT平扫及双期增强扫描是首选的影像学检查方法,结合CTA,有助于定性诊断及准确评价胰腺癌的可切除性。MRI及MRCP可作为补充检查手段,MRCP还可随访胰腺、十二指肠切除术后的胰管情况。T_1WI加脂肪抑制技术和动态增强GRE序列是显示胰腺癌最理想的序列。MRI诊断价值与CT相似,MRCP诊断价值与经内镜逆行胰胆管造影(ERCP)相似,MRCP还能显示阻塞远侧胰管。ERCP可以显示胆总管、胰管的梗阻部位、形态、范围、程度,但逐渐被MRCP替代。DSA较少用于诊断胰腺癌,一般先行腹腔动脉和肠系膜上动脉造影,然后根据肿瘤部位,再行胃十二指肠动脉(胰头癌)或脾动脉(体、尾部癌)造影。

三、影像学表现

(一)胃肠低张造影表现

胃肠低张造影可以显示中晚期癌肿对胃十二指肠的压迫和侵蚀。

1.胃部改变

胃窦部向前上推移,形成局限性边缘光滑的压迹,称为胃"垫征"。癌肿亦可直接侵犯胃窦部,形成外压性充盈缺损,甚至造成黏膜皱襞的破坏。

2.十二指肠改变

(1)胆囊继发性扩张对十二指肠球后上方形成压迹。

(2)"笔杆征":指扩张的胆管压迫球后段形成垂直的带状压迹。

(3)内缘双边影像:癌肿直接压迫侵犯引起十二指肠环内侧黏膜的移位、破坏所致。

(4)反"3"字征:肿瘤侵犯壶腹部上、下肠腔时,造成上、下肠曲扩大,各形成一个凹形压迹,形如反置的"3"字形。

(5)十二指肠功能性障碍:收缩的无节律性、痉挛、激惹,以及胃十二指肠淤积征象等。

(二)CT表现

目前多排螺旋CT被认为是胰腺肿瘤理想和主要的无创性影像学检查手段,它不仅能清晰地显示肿瘤形态、大小、密度、轮廓及血供情况,还能准确地显示肿瘤与周围血管、脏器间的关系,以及在门脉期完成肝脏扫描,显示可能存在的肝脏转移灶,从而为临床肿瘤定性及其分期提供客观而详尽的依据。

1.小胰腺癌

小胰腺癌指肿瘤直径≤2 cm者,在多排螺旋CT平扫时往往呈等密度,仅局限于胰腺轮廓改变或没有改变,因此,不易在平扫CT图上识别,仅少数小胰腺癌表现为低密度或高密度改变而引起重视,故单纯平扫的漏诊率甚高。平扫图上胰腺癌引起的间接CT征象十分重要:肿瘤远端胰腺可萎缩,胰腺管可有不同程度的扩张,或者伴有假性潴留性囊肿形成,如小胰头癌还可见到胆总管和肝内胆管扩张及胆囊增大等。但是极少数外生性生长的胰头癌和(或)钩突癌可以没有肝内胆管、胆总管及胰腺管的扩张,仅表现为胰头区的直接征象,即肿块影。对更少数的胆总管和主胰管分别开口于十二指肠且两者相距较远(>1 cm)的患者,虽无胆总管和肝内胆管扩张,以及胆囊增大等,但可见小胰头癌所致的胰腺管扩张,主胰管扩张有时平扫不明显,增强扫描动脉或门脉期(甚或实质期)由于正常或萎缩胰腺强化十分明显,而没有强化的胰腺管显示更清晰。对于少数外生性胰体癌,尤其是小胰体癌,其肿瘤远端胰腺管可不扩张,当然亦无胰尾的萎缩等改变。

胰腺动脉血供十分丰富,胰腺癌相对其胰腺组织来说为乏血管肿瘤,因此在动脉晚期(胰腺实质期),增强扫描肿瘤主要表现为均匀或不均匀的低密度病灶,边缘呈规则或不规则的环状强化,这主要是肿瘤边缘血供相对丰富。门脉期或肝实质期扫描仍可为低密度,但其与正常胰腺组织间的密度差异不如动脉晚期明显,同时肿瘤边缘亦模糊不清。有时门脉期或肝实质期扫描可表现为等密度,故门脉期或肝实质期一般不如动脉晚期扫描易于识别小胰腺癌,所以必须强调动脉晚期扫描的重要性。而门脉期扫描的意义更在于了解肿瘤与门脉血管的关系及肝脏是否有转移病灶存在。

动脉晚期时肿瘤和正常胰腺密度之差较门脉期为大,故多排螺旋CT动脉晚期更易检出小肿瘤。但有5%的小胰腺癌动脉血供相对丰富,在动脉期扫描可明显强化。

2. 中晚期胰腺癌

中晚期胰腺癌(肿瘤直径>3 cm),尤其是胰头癌,其CT征象除胰头肿块外,基本上都伴有肝内胆管、胆总管和胰腺管的不同程度的扩张,胰体、尾萎缩较为常见,伴慢性胆囊炎的患者胆囊可不增大。至于胰体、尾癌,其主要表现仍为肿块影,胰体癌亦可致远端胰腺萎缩和胰腺管扩张;胰尾癌尚可侵犯脾门及其静脉,引起肝外性的门静脉高压,即脾静脉分支与胃底和食管下端的静脉相吻合而致食管-胃底静脉曲张。无论是中晚期胰头癌还是胰体、尾癌,增强扫描肿瘤都主要表现为低密度,边缘可有不规则强化,若胰液外渗还可引起假性囊肿形成。因此,超声、多排螺旋CT及磁共振均较易发现或定性。全胰腺癌罕见,MDCT增强扫描表现整个胰腺低密度肿块影或部分胰腺不规则肿块影,部分融合,偶见中央夹杂小部分正常胰腺组织。但多排螺旋CT在评价肿瘤手术可切除性判断方面优于其他影像诊断技术。由于多排螺旋CT为没有漏层的容积扫描,且增强扫描范围大,对了解腹膜后淋巴结、肝门区淋巴结及肝脏转移均较理想和清晰,尤其对肝脏0.5~1 cm转移灶的发现较为敏感。

多排螺旋CT的另一重要作用在于其在显示胰腺癌侵犯周围血管及脏器方面更为敏感和准确。胰头癌最易侵犯肠系膜上动静脉、门静脉、脾静脉和下腔静脉,胰体、尾癌最易侵犯腹腔动脉、脾动静脉和腹主动脉等。文献报道肿瘤直径>3 cm的胰腺癌或多或少侵犯上述血管,尤其是胰头癌更多见,往往导致手术不能切除或切除较困难。肿瘤包绕血管,以及血管变形或闭塞为较可靠的不能手术切除的征象,而肿瘤与血管间脂肪层消失,或仅部分包绕血管的可靠性较差。CT横断面增强扫描判断血管受侵犯有一定的限度,多排螺旋CT容积增强扫描行3D容积再现(VR)、最大密度投影(MIP)及多平面重建(MPR)的血管重建可提高血管侵犯判断的准确性和直观性。

(三)MRI表现

胰腺癌的MRI表现同样可分为直接和间接征象两大类,直接征象为见到肿块影,而间接征象是由肿块导致胰腺本身的一系列变化,即肿块远端的胰腺萎缩、胰腺管扩张和假性囊肿形成等。胰头癌除见胰头区肿块外,常可见肝内胆管、肝总管、胆总管和胰腺管不同程度的扩张,以及胆囊的增大等,胆总管和胰腺管的扩张称为"双管征",并可见胆总管在胰头壶腹区呈截然中断的特征,同时常伴有胰体、尾的萎缩。当然,部分局限性胰头炎症病例也可见上述征象。如见肝、淋巴结转移,以及胰腺周围血管被肿瘤包绕和侵犯的间接征象,则对明确胰头癌的诊断十分重要,但血管受累偶尔也见于慢性胰腺炎。

脂肪抑制T_1WI上胰腺癌肿块多呈不同程度低信号的改变,偶尔也可呈高信号的改变。如果肿块较大(>5 cm),常为低信号,并可见中央更低信号的不规则液化坏死区,胰腺癌瘤内出血的发生率低,一旦瘤内出血,可见点状、斑片状和不规则的高信号区。大的胰腺癌肿瘤形态和轮廓常不规则,边缘模糊;胰腺癌肿瘤较小(<2 cm)时未能引起胰腺本身轮廓的改变,其肿块往往和正常胰腺间的信号差别不大或呈等信号的改变,因此T_1WI显示胰腺小肿瘤尚有限,故许多学者主张用T_1WI脂肪抑制技术显示胰腺癌,特别是小胰腺癌,则其肿瘤的形态、轮廓和大小等显示更清晰,因为在T_1WI脂肪抑制像上,正常胰腺组织仍为明显的高信号,而胰腺癌多呈低信号,所以更容易发现肿瘤。另外,T_1WI抑制像上,胰周脂肪呈低信号,肿瘤侵及周围组织更易显示。

T_2WI 上胰腺癌肿瘤信号变化较大,相对正常胰腺的信号可呈稍低信号、高信号和等信号的改变,因此和 T_1WI 脂肪抑制像相比,病灶的检出率低。如果肿瘤内有明显的液化坏死和出血灶,则在 T_2WI 上可见高信号。对于胰腺管、胆总管和肝内胆管的扩张,以及胆囊的增大等,T_2WI 上表现为高信号,较之它们在 T_1WI 上的低信号的显示更加清晰,特别是利用 MRCP 技术可以立体地显示胆管和胰管系统,对梗阻性黄疸的梗阻平面的确定具有极大的帮助。

由于胰腺癌相对正常胰腺组织为少血供的肿瘤,因此在增强三维 LAVA(VIBE)序列的动脉晚期(相当于胰腺实质期)显示肿瘤最理想,表现为低信号。利用层厚 1~5 mm 足以显示<1.0 cm 的肿瘤。虽然在动态增强 LAVA(VIBE)序列动脉晚期,胰腺癌表现为低信号,但当注射 MRI 对比剂后 1 min,即门脉期(肝实质期)后,肿瘤信号可仍为低信号,部分呈等信号,少数为高信号,这是由于对比剂渗入肿瘤细胞外间质而使肿瘤强化,因而呈高信号。一般来讲,较大的胰腺肿瘤,即使注射 MRI 对比剂后期扫描的图像,肿瘤基本仍为低信号,但当胰腺肿瘤较小时,其信号变化各异。这取决于 MRI 对比剂渗入肿瘤细胞外间质的量,以及肿瘤静脉回流的通畅与否和速度等。

在脂肪抑制 T_1WI 像上,胰腺癌表现为低信号,正常胰腺组织为高信号,因此容易区分。胰腺癌导致胰腺管阻塞而可能继发慢性胰腺炎,使得胰腺癌远端的胰腺组织中蛋白成分降低,可使这一部分胰腺组织的信号低于或略低于正常胰腺,因此,在这种情况下,在脂肪抑制 T_1WI 像上显示肿瘤轮廓和大小难度相对高些,不过,在快速动态增强序列上,仍能清晰地显示肿瘤的形态、大小、轮廓和范围等,尤其对胰头癌来讲,动态增强三维序列有益于提高鉴别诊断。胰体或胰尾肿瘤者,胰腺其他绝大部分为正常组织,在脂肪抑制 T_1WI 像上呈高信号,肿瘤本身呈低信号,容易区别。

胰腺肿瘤常向周围局部浸润、血管受累和淋巴结转移,这些改变在 T_1WI 上能够很好地显示。在高信号背景脂肪组织下,受累或侵犯的结构和淋巴结转移呈低信号改变。在高分辨率动态增强三维序列上,增强扫描门脉或肝实质期这些受肿瘤累及的结构和淋巴结表现为中等信号强度的强化。相反,在脂肪抑制 T_1WI 上,由于脂肪背景受抑制,因此,这些受肿瘤累及的结构在低信号的衬托下,无论平扫和增强像上均易于显示,尤其平扫抑制 T_1WI 上显示更为清楚。胰腺癌侵犯周围血管(主要腹腔动脉、肠系膜上动静脉、门静脉和下腔静脉等)可用三维动态增强的图像后处理技术来显示,与多排螺旋 CT 类似,包括 MIP、VR 及 MPR 后处理技术。3D MIP 和 VR 技术有利于显示血管受累情况,不同层厚的 MPR 技术判断肿瘤与血管关系更为准确。FSE 脂肪抑制 T_2WI 像和动态增强实质期能够清晰地显示淋巴结转移的情况,其表现为中等强度的高信号。由于在脂肪抑制 T_2WI 像上,肝脏呈中等强度的低信号改变,这样有助于显示紧贴肝脏的淋巴结,同时,在非脂肪抑制 T_1WI 上,由于脂肪组织呈高信号,因此容易显示呈明显低信号的淋巴结。胰腺癌肝转移一般为圆形或椭圆形规则的病灶,在 T_1WI 上呈低信号的改变,T_2WI 上呈略高信号,动态增强扫描序列上,表现为肿瘤周缘的环状强化,转移灶中心的低信号反映了肿瘤组织中央结缔组织纤维化形成。胰腺癌肝转移属乏血管肿瘤,因此在 MRI 上有别于囊肿、血管瘤等。

四、鉴别诊断

胰腺癌需与下列疾病相鉴别。

(一)慢性胰腺炎

慢性胰腺炎胰腺局部增大几乎都位于胰头部,常和胰头癌混淆,CT 和 MRI 诊断甚为困难,即使手术时,手术者也很难判断其良恶性,因此更依赖于病理诊断。但是,根据螺旋CT和MRI扫描的表现尚有一些鉴别要点:①胰头增大但外形尚光滑,无明显分叶。②T_2WI上胰头信号仍为低信号,尤其脂肪抑制T_1WI上信号仍较均匀。③增强动脉期或门脉期密度较均匀一致,无明显低密度区。④胆总管正常或扩张,但形态较规则,特别MRCP上显示更清晰、理想。⑤周围血管及脏器无明显受侵犯。⑥胰头部显示较大的钙化灶,至于出现点状或针尖状钙化对鉴别诊断无价值。⑦如果出现肾周筋膜增厚、假性囊肿形成有助于慢性炎症的诊断。以上七点,特别是多个征象的同时出现均有助于慢性局限性胰腺炎的诊断。

(二)胰腺囊腺瘤

胰腺囊腺瘤并不多见,CT和MRI表现主要为肿块呈囊样改变,特别是MRI显示囊样病变更佳,为T_2WI上呈明显高信号。肿块外缘较规则,周围血管和邻近结构为推压改变,而不是侵犯受累的表现。动脉期扫描囊壁结节有较明显强化,囊壁不规则的强化和结节的显示支持本病的诊断,其软组织的成分愈多,则恶性倾向愈大。特别是薄层螺旋CT可以充分显示囊壁和分隔情况。囊内钙化的概率远高于胰腺癌。

(三)胰腺内分泌肿瘤

胰腺内分泌肿瘤分功能性和无功能性。最常见的为功能性胰岛细胞瘤,其60%发生在胰体、尾部,肿瘤直径常<2 cm。多排螺旋CT和MRI动态扫描在检测功能性小胰岛细胞瘤方面发挥了重要作用,尤其临床已明确为胰岛细胞瘤所致的低血糖综合征患者,多排螺旋CT和MRI有助于明确肿瘤的确切部位,从而为手术提供依据。由于胰岛细胞瘤为多血供肿瘤,在CT和MRI动态增强扫描动脉期肿瘤均表现为明显强化改变,门脉期扫描像上肿瘤可依然强化或者强化减退呈等信号(等密度),这一点是CT和MRI动态增强扫描确诊胰岛细胞瘤的依据。对于无功能性胰岛细胞瘤,由于患者早期无症状,就诊时肿瘤常很大,其在多排螺旋CT和MRI动态增强图像上强化亦较明显,持续时间亦较长,但肿瘤内部或中央区常有较大坏死区,因此与胰体、尾癌鉴别有时较困难,最后确诊依赖于病理诊断。

第三章 循环系统疾病的影像诊断

第一节 房、室间隔缺损

一、房间隔缺损

(一)概述

单发的房间隔缺损(ASD)是最常见的先天性心脏病之一,约占先心病的20%。男女发病比例为1.6:1。可单独存在,亦可合并其他心血管畸形,主要有肺动脉狭窄、部分性肺静脉畸形引流和残存左上腔静脉等。有时,ASD也构成三尖瓣闭锁、完全性肺静脉异位引流等复杂心血管畸形的组成部分,对患者生存具有特殊的重要性。

(二)影像检查方法的选择

X线胸片为常规的影像学检查方法。多排螺旋CT(MDCT)或双源CT、MRI主要用于明确或排除肺动静脉、主动脉及腔静脉的合并畸形,三者均可显示缺损,右心房、右心室和肺动脉的扩张情况,以及有无合并肺静脉畸形引流等;另外,MDCT对外科术后残余分流及介入术后封堵器位置及形状的判断有一定意义。MRI检查ASD较常用心电门控SE序列横轴位、左心室长轴和短轴成像技术;梯度回波的MRI电影可显示心房水平出现的分流。心血管造影及右心导管检查仅用于检查合并肺动脉高压或其他畸形的疑难ASD及ASD介入治疗。小的ASD右心导管检查仍受限,但对合并肺动脉高压的ASD帮助较大;心血管造影一般采用四腔位(左前斜位45°+足头位30°~40°)右上肺静脉造影,可清楚地显示ASD的部位及大小。

(三)影像学表现

1.X线表现

较小的房缺X线平片可无异常表现;较大的房缺表现为心脏增大,呈"二尖瓣"型。左心室及主动脉结缩小,右心房、右心室增大,尤其右心房增大是房缺的重要征象。肺血增多呈充血状,表现为肺动脉段突出,肺门动脉扩张,外围分支增多、增粗。

2.CT表现

多排螺旋CT(MDCT)能直接显示房间隔的部位和大小,表现为房间隔的连续性中断,左、右心房间有造影剂通过,右心房、右心室增大,右心室壁增厚,肺动脉干增宽。

3.MRI表现

(1)左心室长轴和短轴成像:以右心房中部为中心,向上、下各扫2~3层,在相邻层面可见房间隔组织连续中断、缺失。

(2)梯度回波的MRI电影:可见左向右分流的血流喷射。两心房显示血流高信号,低或低至无信号血流束起自缺损处。

4.血管介入表现

(1)右心导管:导管经右心房直接进入左心房,可提示两心房之间有交通,常需与卵圆孔未闭相鉴别。右心房血氧饱和度高于上、下腔静脉9%,提示心房水平左向右分流。

(2)心血管造影:一般采用四腔位右上肺静脉造影,可见对比剂沿房间隔下行,在左心房体部尚未充盈时,对比剂即已通过缺损进入右心房。

(四)鉴别诊断

房间隔缺损应与肺动脉口狭窄、原发性肺动脉高压相鉴别。肺动脉口狭窄X线片示肺野清晰,肺纹理稀少,超声心动图见肺动脉瓣的异常则可确诊;原发性肺动脉高压X线检查肺动脉总干弧凸出,肺门血管影增粗,右心室和右心房增大,但肺野不充血或反而清晰,可资鉴别,超声可发现肺动脉压明显增高而无左至右分流的证据。

二、室间隔缺损

(一)概述

单纯室间隔缺损(VSD)为常见的先天性心脏病之一,其发病率居先天性心脏病的首位,约为20%。可分为膜部、肌部及漏斗部三型缺损,约40%合并其他先天性心血管畸形。常见合并VSD的先天性心脏病有法洛四联症、心室双出口、永存动脉干、完全性大动脉转位等,本节仅涉及单纯性VSD的诊断。

(二)影像检查方法的选择

X线平片用于VSD的初步或筛选诊断。具有VSD典型X线征象者,胸片多可提示诊断,但对小的VSD或伴有重度肺动脉高压者,X线检查则有相当限度。MDCT或双源CT、MRI可作为VSD的辅助检查手段。CT增强扫描更适于观察各部位的VSD;CT应用流量式扫描,快速灌注对比剂即可显示VSD的部位、大小、形态及血流动态变化;MRI心电门控SE序列、GRE序列快速成像可显示VSD部位、大小,发现并发畸形;MRI电影可计算VSD的分流量。右心导管检查和心血管造影虽仍为VSD诊断的可靠方法,但目前主要应用于合并重度肺动脉高压、复杂或复合畸形的VSD诊断及介入治疗患者。心血管造影多采用四腔位左心室造影,根据右心室充盈的密度、对比剂通过室间隔的宽度、部位、喷射方向及右心室最早充盈的位置,可以准确地判断VSD的解剖部位、大小、数量,以及缺损上缘距主动脉瓣的距离。

(三)影像学表现

1.X线表现

室间隔缺损的X线平片表现与缺损的大小有关。缺损小分流量少,心肺多属正常。缺损大分流量多,心脏增大呈"二尖瓣"型,主动脉结正常或缩小,肺动脉段凸出,左心室圆隆,肺充血。左、右心室增大和左心房轻度增大。发生肺动脉高压(即艾森门格综合征)时,则以右心室增大为主,肺动脉主干扩大扭曲,外周肺动脉似枯树枝样表现。

2.CT和MRI表现

CT和MRI可清楚显示左、右心室增大和中央肺动脉扩张,室间隔缺损的部位、形态、大小及数目等。梯度回波(GRE)MRI电影可直接显示左向右分流的低信号血流喷射,是诊断室缺的可靠依据,同时可观察有无伴随的主动脉瓣关闭不全或脱垂等异常。MRI对小的膜周缺损和肌部缺损显示不如超声及血管造影。

3.血管介入表现

(1)心导管:右心室血氧饱和度高于右心房5%,提示心室水平左向右分流。

(2)心血管造影:多采用四腔位左心室造影。左心室充盈后对比剂立即进入右心室,为心室水平左向右分流的确凿征象。根据右心室充盈的密度、对比剂通过室间隔的宽度、部位、喷射方向及右心室最早充盈的位置,可以准确地判断VSD的解剖部位、大小、数量,以及缺损上缘距主动脉瓣的距离。

(四)鉴别诊断

室间隔缺损应与主动脉窦瘤破入右心室鉴别。

第二节 冠状动脉粥样硬化性心脏病

一、概述

冠状动脉粥样硬化性心脏病(CAD)是指冠状动脉粥样硬化导致管腔狭窄或阻塞,造成心肌缺血缺氧,甚至梗死而引起的心脏病变,常伴有冠状动脉功能性改变,如痉挛,故又常称为冠状动脉性心脏病(CHD),简称冠心病。

冠心病是严重危害人类健康的疾病之一,其发病率或死亡率都呈逐年上升趋势,主要发病人群为中老年人,在我国北方的发病率高于南方,脑力劳动者的发病率明显高于体力劳动者。一旦出现心肌梗死会导致高死亡率,所以早期诊断具有重要价值。

冠心病的病理主要有冠状动脉狭窄与心肌缺血。主要累及前降支的近心段、右冠状动脉和左旋支。主要病理改变是早期冠状动脉内膜下脂质沉着,继而内膜结缔组织细胞增生、肿胀和纤维化,形成粥样硬化斑块,斑块增大融合或发生溃疡,使内膜表面粗糙,易致血栓形成,使管腔进一步狭窄甚至阻塞。当狭窄程度在50%以上则会出现供血不足,心肌缺氧;管腔完全梗阻且无足够侧支循环时,则发生急性心肌梗死,可发生室壁运动异常。室壁运动异常区除了坏死心肌外,还可能有存活心肌,如顿抑心肌和冬眠心肌,为可逆性损伤。发现顿抑或冬眠心肌也是影像学检查的重要内容之一。

冠心病的临床表现主要有胸闷、胸痛、心悸、心绞痛、左心衰竭引起的呼吸困难、咳嗽、咯血及夜间不能平卧等,严重者可发生猝死。

典型的心绞痛为突然发作的心前区或胸骨后疼痛,常与劳累、情绪变化、受寒及饱餐等有关。疼痛可波及心前区,或放射至左臂。疼痛性质多为闷胀、窒息性、压榨性或刀割样疼痛。疼痛发作持续时间一般为30 s至15 min,疼痛发作时经休息或含服硝酸甘油制剂后可缓解。需要注意的是,尚有部分患者平时可无心绞痛症状;还有部分患者从来没有心绞痛,而直接表现为心力衰竭和心律失常;也有部分患者在急性症状出现以后6 h内发生心脏骤停,称为猝死型。

二、影像检查方法的选择

冠心病的诊断目前仍主要依靠患者的临床表现和心电图的检查。影像学检查可以提供病变的程度、并发症和鉴别诊断。胸部X线检查不能用于确定冠心病的有无,但对于心肌梗死后的一些并发症有一定的诊断价值;CT 检查包括 CT 平扫和 CT 冠状动脉造影(CTCA),分别可以显示冠状动脉的钙化及管腔的走行、狭窄程度,有助于冠心病的筛选,为目前冠心病的常用影像学检查方法。对于运动实验结果不确定者,CTCA 检查有助于决定是否进行冠状动脉导管造影(DSA);MRI 为一站式检查,即一次检查可得到形态、功能、心肌灌注评价,以及延迟期心肌存活方面等多项综合信息,在冠心病及其并发症的诊断方面具有重要价值;心血管 DSA(包括冠状动脉及左心室造影)是诊断冠心病的重要方法,对复杂的需确诊病例、介入手术治疗病例应做此项检查。此外,对于心肌缺血或心肌梗死的诊断及疗效验证,放射性核素检查和超声心动图有较大优势,心肌存活的检测以 PET 和心肌声学造影为佳。

三、影像学表现

(一)X 线表现

大部分冠心病的 X 线平片无心影的异常改变,仅用于观察心肌梗死后的并发症。可有下列表现:①心影呈主动脉型或扩大型。②心影增大,以左心室增大为主。左心衰竭时可见左心房、左心室增大,并伴有肺淤血、肺水肿。③心肌梗死后综合征,包括心包积液、胸腔积液及左下肺渗出;并发室壁瘤者,表现为左心室缘局限性膨突,室壁搏动减弱、消失或反向等。

(二)CT 表现

1.冠状动脉狭窄

平扫可显示冠状动脉钙化,表现为各冠状动脉走行区的高密度斑点状或条索状影,亦可呈不规则轨道状钙化。

MDCT 还可对钙化进行定量分析来反映冠状动脉狭窄并对冠心病的发展及其程度进行预测,随着积分增高,冠心病发病的可能性随之增加。CTCA 三维重建技术及仿真内镜技术可良好地显示冠状动脉走行情况、狭窄段在心脏的三维图像定位、腔内情况,包括直接测量狭窄管腔的直径,能较准确判断狭窄程度,血管"拉直"功能可以测定其狭窄长度、显示粥样斑块,可以满足介入治疗筛选的需要。

2.缺血性心肌病

主要通过对心室壁形态、密度、心室功能及心室血流的测定来评价心肌缺血及其程度。急性心肌缺血的早期,局部心室壁增厚,出现心肌梗死后室壁因心室重塑而变薄、心室扩张和室壁瘤形成,局部反向运动,愈合后还可有钙化。缺血性坏死心肌 CT 值低于正常心肌,于增强后扫描更加明显,有附壁血栓形成时,尚可见局部充盈缺损。结合四维图像可实时显示为节段性室壁运动功能异常(包括运动减弱、消失或矛盾运动),测量不同时期心腔大小,借此计算左心室的整体及节段射血分数均有减低。此外,MDCT 对冠状动脉的畸形、冠状动脉支架,或搭桥术后复查均能良好显示,其诊断价值有时甚至优于血管造影。

(三)MRI 表现

冠状动脉的 MRA 可以显示冠状动脉主干和近段,主要还是对心肌方面的评价意义较大。

1.心肌缺血(未发生心肌梗死)

心脏形态、大小无异常改变,仅表现为节段性运动减弱,缺血区心肌灌注减低。

2.急性心肌梗死

(1)梗死心肌信号强度增高,T_2WI 明显。为心肌梗死后水肿,T_2 弛豫时间延长。

(2)梗死心肌壁变薄。

(3)节段性室壁运动减弱、消失。

(4)心肌灌注首过成像为灌注减低或缺损,延迟期梗死心肌显示为高信号。

3.陈旧性心肌梗死

(1)梗死心肌信号强度减弱,T_2WI 明显。梗死心肌出现纤维化。

(2)梗死心肌壁、室壁运动、心肌灌注和延迟期成像等基本同急性期改变。

4.心肌梗死并发症

(1)室壁瘤:左心室扩大,室壁显著变薄,室壁向外膨出;瘤壁信号异常,急性期呈高信号,陈旧期为低信号;室壁运动消失或呈反向运动;血栓形成时,血栓在 T_1WI 呈中等信号,与心肌相似,T_2WI 信号强度较心肌高。

(2)室间隔穿孔:室间隔连续性中断,在心室水平由左向右分流。

(3)左心室乳头肌断裂和功能不全:心室收缩期左心房内有起自二尖瓣口低信号血流束,为二尖瓣关闭不全,左房扩大。

(四)心血管造影表现

心血管造影包括冠状动脉造影及左心室造影;能够显示冠状动脉的分布、硬化病变及程度(包括狭窄、闭塞、硬化斑块、溃疡、腔内血栓、瘤样扩张、冠脉夹层、痉挛及侧支循环等),也可以显示左室形态、大小和左心室整体及节段性的收缩运动,测量左心室收缩及舒张末期容积,计算左室射血分数,还能显示心肌梗死后并发症如室壁瘤、室间隔穿孔、乳头肌断裂和功能不全等。因此,此检查方法被认为是冠心病诊断的"金标准",但因其有创性,故只在需进一步确诊或需进行介入手术治疗的病例进行此检查。

四、鉴别诊断

由于冠心病的临床表现多种多样,因此应注意鉴别诊断。①心绞痛及急性心肌梗死的鉴别诊断:主动脉瓣病变、冠状动脉肌桥所引起的心肌缺血、急性肺栓塞、主动脉夹层、气胸等所致的胸痛。②慢性心肌梗死冠心病的鉴别诊断:心包炎、心肌炎、心肌病、心力衰竭所致的心脏增大。以上通过临床病史、MDCT 或 MRI 等检查均可进行鉴别诊断。

第三节 肺源性心脏病

一、概述

肺源性心脏病(PHD)简称肺心病,是由肺、胸廓或肺动脉血管慢性病变所致的肺循环阻力增加、肺动脉高压,进而使右心肥厚、扩大,甚至发生右心衰竭的心脏病。

本病多发于 40 岁以上人群,急性发作以冬、春季多见,常导致肺、心功能衰竭,病死率较高。其病理主要为肺的功能和结构的改变,发生反复的气道感染和低氧血症,导致一系列的体液因子和肺血管的变化,使肺血管阻力增加,肺动脉高压。

本病发展缓慢,临床上除原有肺、胸疾病的各种症状和体征外,主要是逐步出现肺、心功能衰竭,以及其他器官损害的征象。临床表现有慢性咳嗽、咳痰、气急,活动后可感心悸、呼吸困难、乏力和劳动耐力下降。呼吸音减弱,偶有干、湿啰音,下肢轻微水肿,下午明显,次晨消失。部分病例可见颈静脉充盈。在肺、心功能失代偿期(包括急性加重期)临床主要表现以呼吸衰竭为主,有或无心力衰竭。

二、影像检查方法的选择

影像检查包括胸部 X 线平片,可以同时了解胸肺疾病与心脏大小的改变;CT 或 MRI 则可进一步了解胸肺疾病的细节,包括肺动脉等肺循环改变;同时可参考心电向量图、超声心动图、肺阻抗血流图,以及肺功能等检查。

三、影像学表现

(一)X 线表现

X 线平片主要为肺部慢性病变,肺动脉高压、肺气肿和右心室增大。肺部改变为肺纤维化与支气管病变。肺动脉高压表现为肺动脉段突出,肺动脉主干、分支明显增大,周围肺野动脉骤然变细,形成残根状。肺气肿表现为胸廓横径增大,肺内除纤维化外,明显透亮,80%为中度以上肺气肿。右心室增大以肥厚为主,心影不大,因同时有肺气肿,故心胸比率不大。

除肺、胸基础疾病及急性肺部感染的特征外,尚可有肺动脉高压征,如右下肺动脉干扩张,其横径≥15 mm,横径与气管横径的比值≥1.07,肺动脉段明显突出或其高度≥3 mm。右心室增大征为诊断肺心病的主要依据,个别患者心力衰竭控制后可见心脏外形有所缩小。

(二)CT 和 MRI 表现

1.急性肺源性心脏病

急性肺源性心脏病较为少见,主要病因是肺动脉栓塞,表现为管腔内的充盈缺损,包括偏心性、中心性及完全阻塞性,其中中心性充盈缺损呈轨道征。

2.慢性肺源性心脏病

(1)胸肺改变:可表现为双肺弥漫性病变,如慢性支气管炎、肺气肿,胸廓饱满,双肺透光度增高,肺纹理增粗、紊乱等。

(2)心血管方面的改变:主要表现为肺动脉主干和左、右肺动脉主干增粗,管腔扩大(肺动脉主干内径>30 mm)。

MRI 扫描 SE 序列 T_1WI 肺动脉主干内出现血流高信号,提示有肺动脉高压;右心室壁增厚(厚度>5 mm),可等于或超过左心室壁的厚度,室间隔向左心室侧凸出,右心房可扩大,腔静脉扩张,晚期左心房、左心室亦可扩大。GRE 序列 MRI 电影可见三尖瓣(收缩期)和肺动脉瓣(舒张期)的反流,同时可直观反映右心室收缩和舒张功能。但 MRI 缺点在于显示肺实质结构和病变有较大的限制,因此掩盖了部分原发疾病。

(三)心血管造影表现

心血管造影主要表现为肺动脉高压与右心室肥大。由于本病主要根据 X 线平片或 CT、MRI,

结合临床即可诊断,故不需进行心血管造影检查。

四、鉴别诊断

本病须与下列疾病相鉴别。

(一)冠状动脉粥样硬化性心脏病(冠心病)

肺心病与冠心病均多见于老年人,有许多相似之处,而且常有两病共存。冠心病有典型的心绞痛、心肌梗死的病史或心电图表现,若有左心衰竭的发作史,以及高血压病、高脂血症及糖尿病史更有助于鉴别。体检、X线及心电图检查呈左心室肥厚为主的征象,可资鉴别。肺心病合并冠心病时鉴别较困难,应详细询问病史,进行体格检查和有关心、肺功能检查加以鉴别。

(二)风湿性心脏瓣膜病

风湿性心脏病三尖瓣疾患应与肺心病的相对性三尖瓣关闭不全相鉴别。前者往往有风湿性关节炎和肌炎的病史,其他瓣膜如二尖瓣、主动脉瓣常有病变,X线、心电图和超声心动图有特殊表现。

(三)原发性心肌病

原发性心肌病多为全心增大,无慢性呼吸道疾病史,无肺动脉高压的X线表现等。

第四节 缩窄性心包炎

一、概述

缩窄性心包炎(CP)是比较常见的心血管疾患之一。呼吸困难、腹胀或(和)水肿伴心悸、咳嗽、乏力、胸闷等为常见症状。体检可发现颈静脉怒张、腹水、奇脉、心音低钝和静脉压升高(>0.375 kPa)等。心电图示肢体导联 QRS 波群低电压,T 波低平或倒置及双峰 P 波等。

病理生理表现为心包脏层与壁层粘连,出现不同程度的增厚,重者可达 20 mm 以上。心包增厚一般以心室面为主,右心室侧较左心侧增厚更明显,而大血管根部较轻。CP 的心包异常增厚,首先限制心脏的舒张功能,使体、肺静脉压力升高,静脉回心血量下降,心排血量降低,继而亦可限制心脏收缩功能,导致心力衰竭。

二、影像检查方法的选择

X 线平片仍是诊断 CP 常用的检查方法,其可显示心包钙化和体、肺循环淤血等情况,对评估病变程度亦有一定帮助。超声心动图目前已成为诊断 CP 最重要的检查方法,其在显示心包增厚、评价心功能,特别对房室沟缩窄与二尖瓣狭窄的鉴别诊断方面起决定作用。CT 和 MRI 是诊断 CP 常用的辅助检查方法,二者均可直接显示心包结构及其异常增厚、粘连。CT 对检测钙化敏感;MRI 可观察心腔形态及运动功能,鉴别 CP 与限制型心肌病尤佳。

三、影像学表现

(一)X 线表现

心脏大小正常或轻度增大,少数亦可中度增大;两侧或一侧心缘僵直,各弓分界不清,心外形常呈三角形或近似三角形。心脏搏动减弱甚至消失(透视下观察)。部分患者可见心包钙化,呈蛋壳状、带状、斑片状等高密度影,多分布于右心室前缘、膈面和房室沟区。个别病例仅有钙化而无功能上的心包缩窄,应结合临床及其他影像学资料综合判断。多数患者可见上腔静脉或(和)奇静脉扩张,仅少数患者肺血正常,肺淤血和间质性肺水肿常见。胸腔积液和不同程度的胸膜增厚、粘连。

(二)CT 表现

1.平扫

心包不规则增厚(厚度>4 mm),脏层、壁层界线不清,部分可见钙化灶。

2.增强扫描

左右心室内径缩小,室间隔僵直,心室内径收缩、舒张期变化幅度明显下降,提示心室舒张功能受限;部分患者出现腔静脉扩张,左右心房扩大,以及继发的肝脾大、腹水及胸腔积液等征象。

(三)MRI 表现

MRI 除不能直接显示钙化灶外,其作用基本与 CT 相似。MRI 电影可显示室间隔摆动。

四、鉴别诊断

缩窄性心包炎需与风心病二尖瓣狭窄相鉴别。若 X 线检查示房室沟环状钙化,可进一步行 CT 及 MRI 检查,有助于缩窄性心包炎的诊断。

第五节 主动脉夹层

一、概述

主动脉夹层(AD)为主动脉壁内膜损伤后,腔内的血液通过内膜的破口进入主动脉壁中膜而在两层膜之间形成血肿,即称主动脉夹层。并非主动脉壁的异常扩张,也有别于主动脉瘤,过去称主动脉夹层动脉瘤,现多改称为主动脉夹层血肿,或主动脉夹层分离,简称主动脉夹层。它是一种严重危害人类健康的危急病症之一,年自然发病率约 1/10 万,男性多于女性。如治疗不及时,多数病例在起病后数小时至数天内死亡,在开始 24 h 内每小时死亡率为 1%~2%。

DeBakey 将主动脉夹层分为三型:Ⅰ型夹层起自升主动脉并延至降主动脉,Ⅱ型局限于升主动脉,Ⅲ型夹层起自降主动脉并向远端延伸。

主动脉夹层最常见的症状是突发胸部剧痛,呈刀割或撕裂样,并向胸前及背部放射,可延至颈部、腹部或下肢。可伴有心率增快、呼吸困难、恶心呕吐、腹胀、腹泻、黑便及晕厥。主动脉瓣区出现舒张期吹风样杂音,脉压增宽;心包摩擦音,或心脏压塞、胸腔积液;原有高血压者,起病后剧痛使血压更增高,血压降低者提示外膜破裂,肢体血压与脉搏可不对称;亦可引起霍纳综合征、声嘶、上腔静脉综合征、血尿、尿闭及肾缺血后血压增高。严重者可发生休克、充血性心力衰竭、猝死或脑血管意外和截瘫。

二、影像检查方法的选择

主动脉夹层的检查应首选无创性检查(超声、CT 和 MRI),胸部 X 线平片仅能提示主动脉夹层的可能,CT 或 MRI 为常用方法。影像诊断应包括:①破裂口位置及内膜片情况。②真假腔及病变累及范围,包括主要分支受累情况。③左心室和主动脉功能情况。④有无心包积液和胸腔积液。MDCT 需增强扫描或行 CTA,MRI 可不用对比剂且能全面评价主动脉夹层,心血管造影通常不用于主动脉夹层的诊断,而主要用于介入治疗。

需要注意的是:对 AD 进行影像学检查时,需提示各重要分支的开口处是位于假腔还是真腔,如主动脉弓上的三支血管开口,腹主动脉的腹腔动脉、肾动脉的开口等,以评估各器官的供血状况。

三、影像学表现

(一)X 线表现

胸部平片见上纵隔增宽或主动脉弓影增大,主动脉外形不规则,有局部隆起。透视下见主动脉搏动减弱或消失。如见主动脉内膜钙化影,可准确测量主动脉壁的厚度。正常在 2~3 mm,增加到 10 mm 时则提示有夹层分离可能性。心影明显扩大时,提示破入心包或有主动脉关闭不全;亦可见胸腔积液,提示破入胸腔。

(二)CT 表现

1.CT 平扫

CT 平扫可显示病变的主动脉扩张;发现主动脉内膜钙化优于 X 线平片,如果钙化内膜向中央移位则提示主动脉夹层,如向外围移位提示单纯主动脉瘤;还可显示假腔内血栓,以及主动脉夹层血液外渗、纵隔血肿、心包和胸腔积血等。

2.增强扫描

增强扫描可显示由于主动脉内膜撕裂所致内膜片,将主动脉夹层分为真腔和假腔,通常真腔窄、充盈对比剂快,而假腔大、充盈对比剂慢;可显示内膜破口及主要分支血管受累情况,三维重建或虚拟再现可立体显示所累及范围;亦可观察主动脉瓣和左心室功能。

MDCT 的冠、矢状重建图像及丰富的图像后处理技术,如 MIP、MPR、VR 及 VE(仿真内镜技术),可以较为全面地评价本病,故为主要检查方法。

(三)MRI 表现

其表现与 CTA 所见相似,尚可提供主动脉夹层的形态与功能信息。

(1)能直接显示主动脉夹层的真假腔:信号强度不同,亦可相同,两者之间为线状的内膜片,并沿主动脉长轴延伸,真腔多小于假腔。

(2)清楚显示内膜撕裂的位置和剥离的内膜片或血栓:内膜片连续性中断,磁共振电影成像可见破口处血流往返,或见假腔侧的血流信号喷射现象。

(3)能确定夹层的范围和分型,以及与主动脉分支的关系。

(4)提示相关并发症:包括主动脉关闭不全、左心动能不全、心包积液、胸水、假性动脉瘤等。

(四)主动脉造影表现

主动脉造影主要用于治疗主动脉夹层的同时行 X 线主动脉造影。

(1)可显示内膜破口位置:多数位于升主动脉或主动脉弓降部,可见对比剂自真腔进入假腔。

(2)可显示内膜片及主动脉双腔:内膜片表现为双腔间的线条状影,真假双腔的充盈情况有所差异,通常假腔扩张、显示延迟,充盈排空缓慢;真腔受压狭窄,但显示较快。

(3)可显示主动脉主要分支血管受累情况:受累血管受压变窄,或可开口于假腔,所供血器官灌注减低。

(4)其他征象:对比剂反流,提示主动脉瓣关闭不全;左心室增大、收缩功能减低;假腔对比剂外溢时提示假腔破裂或并发假性动脉瘤。

四、鉴别诊断

主动脉夹层需与主动脉壁内血肿和穿透性动脉硬化溃疡相鉴别。主动脉壁内血肿表现为环形或新月形主动脉壁增厚,没有内膜片、内膜破口或溃疡,穿透性动脉硬化溃疡是在主动脉粥样硬化基础上形成溃疡,可伴有局限性主动脉壁内血肿。冠心病、肺栓塞和主动脉瘤等可有与本病类似的临床症状或 X 线表现,应注意鉴别。

第六节 肺动脉栓塞

一、概述

肺动脉栓塞(PE)又称肺栓塞,是内源性或外源性栓子堵塞肺动脉或其分支引起肺循环障碍的临床和病理生理综合征,可致猝死。并发肺出血或坏死者称为肺梗死。PE 是一种常见病,易造成误诊漏诊。

肺栓塞的栓子最多来源于静脉系统和右心,深静脉血栓多见。PE 常多发,右肺较左肺多见,下叶多于上叶,其病理改变主要是影响呼吸系统、血流动力学及血管内皮功能,从而产生一系列心肺功能异常及血管内皮功能改变。

肺栓塞的症状和体征多因人而异,可无症状,也可因严重循环障碍而猝死。最常见的症状为呼吸困难,活动后明显、胸痛、咯血、心悸惊恐、咳嗽、出汗及晕厥甚至休克等,若栓子为非血栓性则有原发病的表现,如肿瘤等。急性肺栓塞常见体征为:发热,呼吸加快,心率增加及发绀,有时出现巩膜黄染,气管向患侧移位,肺部有哮鸣音及干湿啰音,肺血管杂音及胸膜摩擦音等。

二、影像检查方法的选择

胸部 X 线平片可作为常规检查,其敏感及特异性均较低,但可评价心、肺全面情况,并有助于鉴别诊断,如排除气胸等。进一步检查可进行增强 CT 或 CTA,可清楚显示 3～4 级以上肺动脉内的栓子,可以直接显示血栓部位、形态、与管壁的关系及内腔受损状况,CTA 诊断 PE 有很高的特异性和敏感性,对诊断主肺动脉至肺段动脉的栓塞有很高的准确性,普遍认为对急、慢性 PE 及无症状 PE 应列为首选方法。MRI 是一种非创伤性的检查方法,临床上 MRI 主要应用于大到中等的栓子的诊断。MRI 在检测血栓性疾病方面有很大的潜力,特别是在外周血栓方面具有优势。肺动脉造影是最直接、可靠的方法,是公认的诊断 PE 的"金标准",但不宜作为首选。只有在临床高度怀疑 PE 而其他检查又难以确诊时,才使用此技术;在较大的肺动脉栓塞或危急患者需开胸行栓子摘除术时,肺动脉造影是一种安全有效的方法。

三、影像学表现

(一)X 线表现

典型病例可见区域性肺纹理稀疏、纤细,肺透光度增加,未受累部分肺纹理则相对增多;栓塞近端动脉增粗,有时见盘状肺不张、胸膜渗出及膈肌抬高;肺梗死表现为肺内楔形致密片影;重症患者肺动脉段突出、心影增大、奇静脉与上腔静脉阴影增宽。

(二)CT 表现

1.直接征象

管腔内的充盈缺损,包括偏心性、中心性及完全阻塞性,其中中心性充盈缺损呈"轨道征",提示为急性肺动脉栓塞;慢性则表现为偏心性,为附壁血栓,可伴有血栓钙化、管腔变窄等;如为完全阻塞其远端血管不显影。

2.间接征象

可见有局限性"马赛克征"、肺梗死灶,另外还可见局限肺纹理稀疏、肺动脉增宽、右心室增大或胸腔积液等。

(三)MRI 表现

三维增强 MRA 能显示肺段和部分亚段级的肺动脉分支,并可确定肺动脉栓塞的部分和范围,对于肺段以上的大分支还可显示狭窄程度。与 CTA 相比,MRA 的主要优势在于它尚能显示外周肺动脉的血栓,更全面地显示血管结构。

(四)肺动脉造影表现

肺动脉造影显示为血管腔内的充盈缺损,呈半圆形或圆弧形,可位于肺动脉的管腔中央,导致管腔的不规则狭窄;大分支闭塞则为杯口状充盈缺损;肺动脉分支阻塞则表现为缺支,或粗细不均,肺野无血流灌注,肺动脉分支充盈和排空延迟等,同时也能检测血流动力学和心脏功能。栓塞发生 72 h 之内,肺动脉造影对诊断有极高的敏感性、特异性和准确性,但因其为创伤性检查,有 0.01%～0.5% 的死亡率,尤其重症患者难以承受,故单纯作为诊断实际应用不多。

四、鉴别诊断

肺栓塞影像学表现具有特征性,一般诊断不难。本病需与冠脉供血不足、急性心肌梗死、急性心肌炎、急性心包炎、急性胸膜炎、支气管哮喘、肺不张、急性呼吸窘迫综合征、主动脉夹层及心包填塞等相鉴别。

第四章 骨关节疾病的影像诊断

第一节 骨与关节外伤

X线检查是骨与关节外伤不可缺少的检查手段。它不仅可发现骨折、脱位、感染及异物存留,而且可提供有效的处理及了解病变发展的客观资料。

一、骨折

骨折在骨、关节外伤中最常见,表现为骨结构的连续性和完整性的断裂,常并发不同程度的软组织损伤。进行X线诊断时,应注意观察骨折的X线表现、类型、部位、移位和愈合等情况。

(一)骨折的X线表现

1.骨折线

骨皮质及骨小梁断裂后出现的缝隙,在X线片上显示为透光的线状影,称为骨折线。它的边缘清楚锐利,宽窄不一致,断端的拐角处常呈尖刺状。骨折线的形状有横行、纵行、斜行、螺旋形、"T"形或"Y"形等。有的骨折线需要在多种位置的X线片上仔细观察方可确认,或在外伤后1~2周内复查,才能显示。

2.密度增高的致密线影或条状影

当骨折两断端相互插入时或当凹入的骨块和相邻的颅板重叠时,在X线片上显示为致密的线状影或条状影。前者为嵌入性骨折,后者见于颅骨凹陷骨折。

3.骨小梁扭曲紊乱

多见于松质骨骨折或青枝骨折。

4.碎骨片

表现为主骨附近边缘锐利的游离骨片。

5.压缩变形

椎体的压缩骨折常使椎体呈前窄后宽的楔状变形,骨折线常不明显。跟骨骨折也可发生压缩现象。

6.软组织改变

骨折周围软组织不同程度的肿胀或气肿,这是骨折的间接征象。

(二)骨折的类型

1.四肢骨骨折

(1)线状骨折:骨折线呈长度不定的细线状透光影,须仔细观察以免漏诊。常见于颅骨及四肢长骨。

(2)横行骨折:骨折线横行,骨折面横断,经过整复和外固定后不易错位。

(3)斜行骨折:骨折线呈斜行,属于不稳定性骨折。

(4)螺旋骨折:骨折线呈螺旋状走行,也属于不稳定性骨折。

(5) 青枝骨折：是一种不完全性骨折，骨折线未贯穿骨的全径，常见于儿童的四肢长骨。X线表现为部分骨皮质及骨小梁断裂，无移位，但可有弯曲变形。

(6) 骨骺分离：由于外伤而使骨骺脱离原来位置。常见于肘关节。轻微分离常需与健侧对比方可确诊。

(7) 嵌入性骨折：两断端互相插入，互相交错。X线表现为骨折密度增大，不见骨折线，移位少或无移位。

(8) 粉碎性骨折：骨折产生两块以上的骨块时称之粉碎性骨折。

(9) 多发性骨折：多数骨骼发生骨折，常见于骨盆及肋骨。

(10) 撕脱骨折：是由于肌腱牵拉而使其附着处一小骨块断离。常见于肱骨内上髁或外上髁、踝关节的内踝及外踝。

2. 脊椎压缩骨折

常见于下胸椎及上腰椎。X线侧位片上常见椎体压缩呈不同程度的楔状变形，椎间隙不变窄。

3. 颅骨凹陷骨折

常见于颅骨外伤，骨块陷入颅内。X线片上可见颅骨的骨质缺损及骨块边缘重叠所致的条状致密影。根据切线位片可测量骨块陷入的深度。

4. 病理性骨折

在骨骼原有病变基础上发生的骨折，称为病理性骨折。X线片上除见骨折征象外还可见骨的病变。

5. 应力性骨折

因长期负重或运动过度等轻微损伤累积发展为骨折时，称之为应力性骨折，又名疲劳骨折或行军骨折。由于应力作用部位不同，骨折的部位也不同，如行军骨折常见于第二跖骨的远端，剧烈运动后可在胫骨引起骨折。X线片上可见该处有不甚清楚的骨折线和少许骨膜反应，结合病史不难确诊。

6. 火器伤骨折

可发生在任何部位，以四肢最多见。火器伤骨折为弹片或子弹引起的骨损伤，常将异物带入人体内，容易引起继发感染及其他严重并发症。其特点为：①骨折类型常为粉碎性。四肢骨折常范围大、碎骨片移位明显，可有大块骨质缺损。颅骨火器伤骨折则视弹片损伤颅骨的方式而分为非贯通伤、贯通伤、切线伤、嵌入伤及反跳伤等。②常有金属异物存留（弹头或弹片）。③常并发感染，早期常为厌氧菌感染，X线片上除见骨折及金属异物外，还见软组织内有泡状及条状透光的气影，即软组织气肿。此外还可有骨及软组织化脓性感染。

(三) 骨折的部位

骨折发生部位都以解剖部位命名，如肱骨外科颈骨折、股骨颈骨折等。长骨骨干骨折常以上、中、下命名，如股骨上1/3骨折。当骨折靠近关节时，必须注意骨折线是否累及关节面，以了解是否损伤关节。

(四) 骨折的移位

骨折后应了解断端间的对位情况。为了治疗的需要，描述骨折移位常以近侧骨块为准，决定远侧骨块移位的方向。骨折移位的方向可分为前、后、内、外、远、近等，此外还有成角及旋转移位。

复位时应注意对位及对线,对位指两断端接触面多少,如 4/5 对位、90％对位等;对线系指两骨块的轴线所形成的角度,如成角 40°。

(五)骨折的愈合

1.骨折愈合的基本过程

①肉芽组织修复期:骨折后,断端之间、骨髓腔内和骨膜下形成血肿。在骨折几小时内,血肿逐渐凝固,边缘由胶原纤维构成网状包围圈。1 周后增生的骨外膜,即可显示出与骨干平行而紧密相连的骨样组织。在血肿的周围富有细胞的肉芽组织迅速生长,肉芽组织内有毛细血管扩张和充血现象。②骨痂形成期:骨折 1~2 周后,血肿机化,骨外膜、骨内膜成骨细胞增生,逐渐形成骨痂,密度也随之增大,最后与骨皮质融合。③塑形期:机体为了适应负重的需要,骨骼进行重建,使断骨恢复形态。

2.骨折愈合的 X 线表现

X 线片上骨折愈合的表现和病理改变密切相关,主要反映骨折线的变化和骨痂的形成。新鲜骨折线清楚锐利,偶尔 X 线片上看不出骨折线,经过 2 周左右,由于骨折线附近骨质疏松而容易辨认,但断端已不如新鲜骨折锐利。在愈合过程中,断端间渐被内骨痂填充,骨折线逐渐消失。骨折后 2~4 周开始在骨皮质外面出现平行型骨膜反应,儿童的骨折形成骨痂早,成人骨折的骨痂出现晚。骨痂逐渐发展,密度随之增大,最后与骨皮质融合。愈合过程中形成的骨痂没有清楚的骨质结构,需经过不断塑形,使其外形逐渐恢复正常。这样的骨折愈合方式即骨性愈合,大多数情况下骨折的愈合为骨性愈合。如断端周围的肉芽组织转化为结缔组织,将骨折端连在一起,则称之为纤维性愈合。X 线片上可见断端较光滑,透视下可见有一定活动度。

3.骨折延期愈合或不愈合

骨折因复位固定不良或其他因素,可出现延期愈合或不愈合。这时,在 X 线片上可见骨折线经久不消失,骨痂少或没有。有时不愈合的骨折端受肢体活动的影响,X 线片上可见断端骨质致密,骨髓腔封闭,断端间距离加宽,有一定活动度,称之为假关节形成。

二、关节脱位

构成关节诸骨离开其正常位置称脱位。它有时单独发生,有时和骨折同时存在。依其程度可分为全脱位和半脱位,从病因上可分为外伤性、先天性和病理性三种。外伤性关节脱位多发生于活动范围较大、关节囊和周围韧带松弛、结构薄弱的关节,如肘、肩等关节。

(一)肘关节脱位

以后脱位常见,X 线表现为尺、桡骨近端向肱骨髁部后上脱位。常伴有尺骨喙突或肱骨内上髁骨折。

(二)肩关节脱位

以前脱位常见,根据脱位的肱骨头的位置又分为喙突下、肩胛骨下及锁骨下脱位三种。常伴有肱骨大结节撕脱骨折。

(三)髋关节脱位

因暴力所致,多向后上脱位,少数可向前下脱位至闭孔处。

三、异物定位

异物定位对火器伤的诊断及治疗很重要。

(一)正侧位法

根据正位(即前后位或后前位)观察金属异物居于内侧或外侧,以及侧位观察金属居于腹侧或背侧的情况,即可判断异物的位置和深度,最好采取透视与摄片相结合的方法达到准确定位,同时做皮肤标记以便手术摘除。

(二)插针法

多用于配合外科医师四肢软组织内的异物定位和摘除。先在透视下转动患者,找到异物距体表最近的一点,然后进行局部消毒及麻醉,再在透视下由此点将针插向异物。触及异物后,立即注入亚甲蓝,然后沿亚甲蓝方向将异物摘除。

第二节 膝关节损伤

膝关节是人体最大、最复杂的关节,膝关节损伤是临床常见病变,传统的影像学检查方法在膝关节骨质损伤、关节内软骨和软组织损伤诊断方面有很大的局限性,难以检测膝关节的全部情况,关节造影、关节镜诊断准确性很高,但两者均有创伤性。自 MRI 应用于临床后,其优越的多平面、多参数成像,软组织高对比度及高空间分辨率,使膝关节内部微细结构得以显示,且具有无创伤等优点,是诊断膝关节损伤最理想的检查方法,为骨关节疾病的诊断开创了新局面。

一、膝关节损伤的 MRI 检查方法

要清晰地显示膝关节的正常解剖结构及组织损伤程度,MR 成像序列及参数的选择是非常关键的。

1.膝关节组成骨及软骨损伤的 MRI 序列及扫描方法

膝关节关节软骨是覆盖在骨性关节表面的一层透明软骨,大部分关节外伤病变都伴有关节软骨的异常。关节软骨在 X 线检查图像中无法显示,只能通过骨端的改变来推测关节软骨的病变。膝关节组成骨及软骨损伤的 MRI 扫描序列包括常规的 SE 序列 T_1WI、快速自旋回波(FSE)序列 T_2WI 或 PDWI、梯度回波(GRE)序列、脂肪抑制技术中的短时反转恢复(STIR)序列等,以上序列均行矢状面及冠状面扫描,髌股关节面关节软骨的检查以横断面为主,辅以矢状面。膝关节处骨髓腔内含有丰富的骨髓,外伤后骨髓水肿、充血,MRI 检查对显示骨髓异常敏感,不仅能清楚地显示轻微的早期骨髓损伤情况,而且能明确病变范围和程度,这是 X 线、CT 及关节镜检查等不能比拟的。STIR 序列是目前为止诊断骨髓损伤最为有效的影像检查手段,通过抑制骨髓腔内脂肪信号来显示骨髓水肿、充血等含水丰富组织的信号,可将软骨及半月板边缘显示得很清晰。但 STIR 序列有成像时间长(一般为 200 s)、信噪比低等缺点。观察隐匿性骨折,以 FLASH-2D 序列加脂肪抑制显示最佳。由于常规扫描序列对发现轻微关节软骨损伤的敏感性并不高,因而部分隐性骨软骨骨折有可能被诊断为隐性骨皮质骨折是可以理解的。近年来,国内外学者在实验中进行关节软骨多个序列扫描的比较研究,证明 3DFS 扰相梯度回波(3D-FS-SPGR)序列在关节软骨成像中具有很

大的优势,该序列抑制了骨髓内脂肪组织,关节软骨下黑线明显变薄,另外该序列回波时间(TE)较短,使关节软骨的短 T_1 得以显示,关节软骨呈高信号,而骨髓呈低信号,两者间形成鲜明对比,因此,对检查关节软骨缺损的敏感性和特异性分别达到81%及97%,准确性达到97%。但该序列的最大缺点是扫描时间长,患者耐受力有限,运动伪影出现的机会大,难以作为常规序列在软骨成像中广泛应用。

2.膝关节半月板退变和撕裂的MRI序列与扫描方法

膝关节半月板由纤维软骨构成,上面微凹,与股骨髁相适应,下面平坦,外缘肥厚,借冠状韧带与胫骨髁相连,内缘菲薄而游离。内侧半月板较大呈"C"形,纵切面呈三角形,从后向前逐渐变小,外缘与关节囊尤其胫侧副韧带紧密相连,外侧半月板呈"O"形,前后角及体部宽度、厚度略等,外缘除前、后角远端与关节囊紧连外,体部和后角大部分与关节囊尤其腓侧副韧带之间隔以肌腱及其腱鞘。因半月板主要由纤维软骨构成,缺乏参与MRI成像的游离氢质子,故在所有MRI序列上均呈均匀低信号,在矢状位最内(外)两层面上,半月板体部表现为上下面略凹的条状结构,在近中心层面上,其前后角显示为两个顶角相对的锐角三角形,前角体积略小,在冠状面上呈锐角三角形,内侧横径较宽,长度一般不超过20 mm。MR矢状面及冠状面成像主要用来评价半月板的退变和撕裂,应用短回波时间能良好地显示半月板内部线样撕裂,包括传统的自旋回波(SE)序列(T_1WI、T_2WI及PDWI)或GRE序列。T_1WI主要用于显示半月板内部退变和撕裂,T_2WI用以观察半月板内部的信号变化,以及膝关节周围软组织及骨的病变。但有报道称应用FSE序列中的质子密度加权成像(双回波的第一回波)可使半月板及关节软骨显示很满意,半月板撕裂的显示明显优于SE序列,能充分地诊断半月板病变,其敏感性为80%,而传统的SE序列敏感性为90%以上,这是因为FSE序列中许多参数(视野、成像矩阵、切层方向等)的可变性小,限制了检查的灵活性。还有一些影像工作者采用STIR序列,通过抑制骨髓及关节周围脂肪来反映半月板内信号的改变,从而提高诊断半月板病变的阳性率。内侧半月板桶柄样撕裂的敏感性及特异性均比外侧高,髁间碎片征对内侧半月板桶柄样撕裂的诊断来说最有意义,而外侧半月板的桶柄样撕裂对诊断意义不大。双前角征及双后角征敏感性较低,但特异性高,领结消失征由于特异性较低,仅能作为参考。还可以采用辐射状扫描技术(其扫描方向与半月板的长轴方向垂直),对显示半月板和关节囊间的关系,以及确定半月板内混杂不清的Ⅱ、Ⅲ级信号改变非常有意义。另外,不同场强的MR机能提供不同质量的图像,是因为高场强能提供高信噪比、小视野、薄切层的优质影像且具有成像速度快的优点,层厚越薄显示关节结构越清楚,但对低场强机型来说,层薄信噪比低,图像质量下降,结构反而模糊不清。国内学者张亚莉等研究证实低场强MR膝关节扫描层厚10 mm,信噪比高,对比度好,但仅有较少幅图像显示半月板,易遗漏病变,如扫描层厚选择7 mm,则可以在多幅图像上看到半月板等膝关节诸多结构,图像细腻,对比良好,故半月板检查通常以高场强机器为佳。如低场强机器则应选择合适层厚。

3.膝关节韧带损伤的MRI序列与扫描方法

检查膝关节韧带的MRI序列很多,包括SE序列、梯度回波(GRE)序列、脂肪抑制(FS)技术等,但最常用的是SE序列,包括 T_1WI、T_2WI和PDWI。常规检查中用膝关节表面线圈,患者仰卧,膝关节自然伸直并外旋10°~20°,同时用沙袋或海绵固定肢体,使患者位置舒适,易于配合。对患者行斜矢状面及斜冠状面扫描,使扫描方向和韧带走行方向一致,以利于显示前后交叉韧带全长,矢状面成像对检查交叉韧带和半月板最有价值;冠状面对显示内外侧副韧带较好,也有助于进一步观察交叉韧带和半月板。横断面成像一般较少应用,主要用于弥补矢状面及冠状面成像的不足。国内外研究均发现对前交叉韧带有假阳性和假阴性的存在,降低了前交叉韧带撕裂的诊断准确性,产生假阳性的原因是韧带内的黏液样变性,它可使韧带内局部信号增高;另外还可由其股骨髁附着点的部分容积效应(主要在矢状面)及扫描方向未和前交叉韧带的方向相平行导致。通过冠状面、横断面和矢状面检查相结合、相互补充,可降低假阳性及假阴性的发生率,对后交叉韧带一般很少产生假阳性及假阴性。

4.其他合并损伤的 MRI 序列与扫描方法

关节囊、关节腔积液及关节周围软组织损伤等为常见的其他膝关节损伤,常规的膝关节 MRI 检查包括横断面、矢状面和冠状面扫描,采用的序列有 SE、FSE、GRE 序列等。实践证明常规序列大多可清晰显示关节囊及关节腔积液及周围软组织的常见损伤,一般认为以 PDWI 显示膝关节解剖结构及半月板内异常信号最佳;以 T_2WI 显示关节积液及软组织水肿、出血及韧带损伤等病变为好,膝关节暴力损伤致韧带损伤出血及水肿,局部液体含量增加,在 T_2WI 上损伤部位出现明显高信号区。T_1WI 空间分辨率高,能较好地反映半月板的结构和周边组织;T_2WI 显示半月板的损伤程度较好,尤其在关节腔积液时更清楚。近年来有学者提出了弥散加权成像对膝关节腔积液诊断价值的探讨,从理论上讲,由于 DWI 对分子运动的高敏感性,完全能够区分不同关节炎类型导致的关节腔积液,虽然结果的可靠性尚有待进一步证实,但 DWI 在关节腔的应用无疑是 MRI 技术的发展对肌骨系统的又一大贡献,有望在提高 DWI 图像质量的同时通过弥散成像来鉴别关节腔积液的病因类型,为临床提供更可靠的诊断信息。

二、膝关节骨及软骨损伤的 MRI 表现及病理学特点

膝关节部位的骨髓腔信号对比主要由脂肪的短 T_1 和中长 T_2 弛豫时间决定,当骨损伤或挫伤时,造成骨髓的水肿、充血改变,具有明显的长 T_1、长 T_2 信号,常规的 SE 序列 T_1WI、T_2WI 扫描均可良好地显示骨损伤,能明确显示骨折部位、骨折深度、骨折片大小、移位情况及其游离部位和各断端之间的病变情况。在 T_1WI 上呈形态各异的地图样非线性低信号;在 T_2WI 上呈高信号,与周围软组织形成明显的信号差别。大部分骨挫伤发生于胫骨平台后缘,常合并其他结构损伤,其中以前交叉韧带撕裂最常见(约 100%),其次为内侧半月板后角(约 62%),同时骨挫伤也是引起膝关节疼痛的来源之一。膝关节的股骨髁、胫骨髁及髌骨的表面均有一层关节软骨覆盖,关节软骨在组织学中属于透明软骨,其基质中主要成分为 II 型胶原纤维、蛋白多糖的网状结构及水,几乎所有的膝关节损伤都会造成不同程度的关节软骨损害,其中软骨裂伤最常见,病理学为软骨表浅的缺损,较长时间见局部软骨纤维化或瘢痕软骨修复,MRI 表现为局部的软骨变薄或缺失,T_1WI、GRE 序列 T_1WI 或长 TR(重复时间)、长 TE 图像上显示软骨层内有局限性的高信号影,而软骨下骨及骨髓可见水肿。

三、膝关节半月板损伤的 MRI 表现及病理学特点

膝关节半月板裂伤最常见,是导致膝关节疼痛及功能失常的主要原因,这类损伤会使半月板在 MRI 中呈现形状与体积的变化,或在其中出现异常信号影。正常半月板由纤维软骨性组织构成,只有微量游离氢质子,在任何脉冲序列中均表现为低信号。当半月板出现退变或撕裂时,关节腔内

滑液经半月板关节面渗入退变或撕裂的半月板缺口,进入半月板,使水分子局限于分界面区域,增加了该区域的质子浓度,在各种脉冲序列中表现为高信号。

MRI上半月板内异常信号分四型。Ⅰ型信号呈球状或不规则点状,未伸展到关节表面的高信号影,它在病理学中属于早期软骨细胞的丢失及黏液样变性,这种信号在临床上可无任何症状,只代表半月板退变。Ⅱ型信号呈水平线样,未伸展到关节表面,但可延伸至半月板关节囊连接处的高信号影,病理学改变为明显的黏液样变性,多提示半月板退变加重。Ⅲ型信号为伸展到半月板关节面的异常高信号影,这是真正的半月板撕裂的表现,根据高信号形态不同,又可分以下3个亚型。①Ⅲa型:线样高信号到达关节表面。②Ⅲb型:不规则的高信号到达关节表面,通常在多个连续的MRI层面上看到Ⅲ级信号改变,并伴有半月板形态改变。③Ⅲc型:半月板呈弥漫性高信号,低信号的关节面消失变得模糊不清,高信号区累及关节面。Ⅳ型信号半月板形状改变显著,其中也会出现碎块。Ⅰ型及Ⅱ型信号都属于半月板内部异常,利用关节镜观察无阳性发现,但在软骨基质的多细胞区域内,显微镜下可看到裂隙和胶原碎片。在病理学上,所有的Ⅲ级信号,都可看到半月板的分离或撕裂。实践表明,MRI对诊断半月板损伤具有很高的价值,是目前诊断半月板损伤的最佳影像技术。MRI信号表现为Ⅰ级、Ⅱ级时在关节镜检查时可为正常,所以MRI诊断半月板早期退变有很重要的价值,而关节镜检查为最终确诊半月板损伤提供了清晰的镜像和依据,MRI与关节镜结合起来能产生良好的诊断和治疗效果,是骨科和影像学诊断、治疗半月板损伤的发展方向。

正常半月板体部横径通常为11~12 mm,若体部横径增加超过正常横径的一半或矢状位上连续3层显示半月板前后角相连,即可诊断为盘状半月板。盘状半月板可以是先天变异,也可由外伤引起,外侧较内侧多见且发生率高,半月板越宽越易损伤,其原因在于盘状半月板结构不如正常半月板坚韧,而且面积大,活动受限,不能充分适应膝关节活动,易撕裂。盘状半月板的宽度增宽、增大、增厚,MRI主要表现为:①矢状位,以5 mm层厚扫描,有3层或3个以上层面显示半月板前、后角相连,呈蝴蝶结样改变。②在矢状面图像上半月板后角增厚明显,形成尖端朝前的楔形。③冠状面,半月板体部的中间层面即半月板体部最窄处的宽度>15 mm,约占整个胫骨平台宽度的20%以上。④盘状半月板外侧缘的高度高于对侧2 mm以上。⑤半月板内侧出现Ⅱ级或Ⅲ级信号。⑥易发生撕裂和囊变。冠状位半月板的宽度>15 mm最为可靠。也有人认为典型MRI表现为半月板弥漫性增厚呈板状,伴有和关节面相接触或不相接触的信号增高影。矢、冠状位对盘状半月板诊断的准确率较高,主要的诊断难点是需与半月板的桶状撕裂相鉴别。

四、膝关节韧带损伤的MRI表现及病理学特点

常见的膝关节损伤中,交叉韧带损伤和膝关节周围韧带的损伤占相当高的比例。膝关节韧带的损伤往往是韧带、半月板、关节囊等结构复杂损伤的一部分。因此,正确评价膝关节韧带损伤,对临床诊断、治疗非常重要。

1.交叉韧带撕裂

分三度:Ⅰ度限于极少量韧带纤维的撕裂,伴有局部疼痛,无不稳定;Ⅱ度为较多的韧带纤维断裂,伴有部分功能丧失和较大的关节反应;Ⅲ度为韧带纤维的完全断裂或起止部撕脱,伴有明显的关节不稳。所有正常膝关节韧带在各种MRI序列中均表现为低信号,前交叉韧带(ACL)是膝关节中最易损伤的韧带之一,可分为完全撕裂和部分撕裂,多发生于韧带中段,约占75%,而且70%~

90%是完全性的,近端和远端的撕裂分别约占20%和5%。前交叉韧带完全撕裂的直接征象有:①韧带中断不连续;②韧带增粗呈肿块状,边缘不规则或呈波浪状;③韧带内出现局限性或弥漫性高信号;④韧带走行及轮廓异常。间接征象有:后交叉韧带(PCL)过度后凸、异常的后交叉韧带线和后股骨线、胫骨前移半脱位,以及胫骨后外侧平台骨挫伤、韧带附着处撕脱骨折。与完全性撕裂相比,诊断部分性 ACL 撕裂较困难。部分撕裂的 ACL 在 MRI 上表现为韧带内局灶性异常信号,而形态正常,部分纤维弯曲或呈波浪状。MRI 诊断 ACL 部分性撕裂的敏感性和特异性分别为55%及75%,明显低于完全性撕裂。而 PCL 较 ACL 粗大,其损伤远较其他韧带少见,PCL 撕裂最好发于远端股骨附着处,韧带中段和股骨附着处撕裂的概率相近。PCL 完全性撕裂的征象与 ACL相似,包括 PCL 正常结构消失,韧带局部中断、增粗,以及信号异常。部分撕裂在 MRI 上表现为部分纤维中断、形态轮廓的改变及局部信号异常。

2.内侧副韧带(MCL)及外侧副韧带(LCL)损伤

观察 MCL 与 LCL 较好的层面为冠状面和横断面,较好的成像序列是脂肪抑制的 T_2WI。MCL 及 LCL 损伤在 MRI 上可分以下三级。①Ⅰ级:侧副韧带形态未见改变,在冠状面成像上为平行于骨皮质的带状低信号影,与邻近的脂肪分界清楚,仅出现皮下的平行于浅层侧副韧带的高信号水肿和出血灶。②Ⅱ级:侧副韧带小部分纤维撕裂,T_1WI 和 T_2WI 显示韧带内有不规则高信号灶,韧带纤维从相邻软骨移位,不再平行于骨皮质,水肿和出血使韧带和周围脂肪分界不清。③Ⅲ级:侧副韧带撕裂、断裂和出血,表现为韧带增粗、连续性中断或缩短,T_1WI 和 T_2WI 上呈弥漫性高信号,失去正常形态。Ⅰ级损伤为扭伤,主要是皮下脂肪层内出血水肿;Ⅱ级损伤主要为韧带部分中断、信号增高或 MCL、LCL、滑囊积液;Ⅲ级损伤主要为韧带的完全性中断。MRI 对滑膜水肿、出血及增厚等病变显示较为清楚,可对关节囊及关节腔内异常液体成分清楚显示并进行分析,对髌前滑囊、滑囊中及膝关节周围、肌腱韧带间小滑囊等部位的病变如积液、水肿、血肿等能清晰显示;关节囊损伤病理为关节囊肿胀,关节腔积液、积血,关节囊内游离体、翼状襞损伤、破裂等,MRI主要表现为关节囊肿胀、变形,关节腔积液、积血等,对于关节囊的撕裂,MRI 诊断仍存在一定限度,有待于进一步的观察研究。关节囊内游离体的诊断主要依赖于关节内片、块状异常信号的可移动性,应注意与滑膜襞的鉴别。多序列、多方位的综合观察,有利于鉴别诊断及确诊。关于周围软组织损伤表现为关节周围软组织的异常水肿、血肿信号,正常组织层次结构的模糊不清等;主要应与血管搏动伪影及移动伪影等进行鉴别。

应用 MRI 各种序列对膝关节损伤的检查,不仅能够反映病变的组织学及病理学变化,而且可以准确地判断病变的损伤程度,可减少关节镜的使用,特别是对不需手术的患者意义较大,MRI 诊断内、外侧半月板变性的特异性高,对韧带及神经损伤的检出率也非常高,能够以多方位、多参数成像客观地显示膝关节损伤程度,帮助外科医生及时获取准确信息并及时制订正确的治疗方案,以取得最佳治疗效果,在临床上发挥越来越重要的作用。

第三节 关节软骨损伤

关节软骨损伤主要包括慢性骨关节炎、类风湿关节炎、结核、炎症、创伤等造成的关节软骨变性、糜烂、缺损、脱落等,其中最常见的是骨关节炎。随着MRI诊断水平的提高和应用,MRI如今已成为非侵入性评价关节软骨的主要影像学方法,从最初的形态学评价发展为功能性评价,以及形态-功能关系的评价,正进一步向分子水平迈进。在关节软骨损伤中我们得知软骨有一定的修复能力,但是其修复能力有限,故在治疗中一般仅限于缓解临床症状。随着分子生物学的进展,许多能有效缓解软骨变性并促进软骨修复的新药、新的治疗方法的出现,使关节软骨病变的早期治疗成为可能。这就需要建立能在早期评价关节软骨变性和损伤并易于随访的方法,这就是非侵入性MRI影像学检查方法。

一、关节软骨病变影像学检查的必要性和重要性

依据MRI对关节软骨变性和损伤的评价可以决定治疗方案,应用MRI动态观察软骨的治疗后变化及效果,使临床对应用MRI评价关节软骨依赖性越来越大。MRI的多平面、多参数、多序列成像做到了对运动损伤中关节软骨病变的早期检查、早期诊断,使患者能得到及时的治疗而且易于随访,这对提高运动员伤病的检查诊断、康复治疗能力,帮助运动员提高运动成绩,延长运动生涯具有重要的指导意义。

二、MRI提高关节软骨病变诊断的优势

1.MRI为非侵入性直接成像评价关节软骨的主要影像学检查方法

关节软骨的非侵入性直接成像检查,在MRI出现之前几乎是影像检查的盲点。X线检查因投照原因,部分患者呈阴性,而CT同样不能显示关节软骨及软骨下骨折,也不能显示骨髓内水肿,加之CT轴位扫描,不利于骨折部位及其具体情况的显示。以往评价关节软骨病变是把关节镜和手术结果作为金指标,属有创性检查,而关节镜检查同样有盲区和一定的盲目性。如今MRI多参数、多序列、多平面成像,除在显示关节韧带、半月板方面具有较强优势外,其骨皮质、松质、骨髓腔、肌肉、脂肪、血管、神经、关节软骨等均具有良好的对比并得到显示。其检查覆盖面大,任意平面成像,能客观显示解剖形态结构,并依据其不同信号特点区别病变组织及其性质,发现隐性骨折和骨骺骨折,能了解周围软组织损伤、有无血肿,对炎性渗出、纤维、脂肪、钙化、骨化成分也能区别,对骨破坏、囊性或实性肿瘤的早期诊断、内外侵犯、分期、术后随访有决定性意义。MRI可显示关节解剖,直接显示关节软骨、滑膜、韧带等组织结构及其病理变化,是诊断关节疾病最理想的影像检查方法;还可直观显示软组织病变,并做出定位、定性诊断。

2.早期诊断

MRI对评价关节损伤程度、病变的分期至关重要,对关节软骨病变治疗及判断预后具有重大意义。MRI图像定量分析的开发和应用,以及定量评价(磁化转移的测量,信号强度的变化、扩散等物理参数、关节软骨表面积和体积等)使发现关节软骨早期病变逐渐成为可能。关节软骨早期变性相关的胶原结构和含量,以及蛋白多糖和水含量的变化在MRI上可以得到准确的反映,使关

软骨早期变性诊断成为可能。国外学者根据关节软骨生化组分特点应用 Na^+-MRI、^1H 双量子过滤 MRI、定量 MRI、Gd-DTPA、增强 MRI 显示关节软骨中蛋白多糖、水及电荷的变化,从而发现关节软骨早期变化。高场强 MRI 研发应用使关节软骨生化组成、结构显示成为可能。MRI 扫描序列的开展和应用,使关节软骨病变不仅在形态改变之前就能得到信号显示,而且敏感性和精确度大大提高。累及关节软骨急慢性损伤的关节软骨骨折、骨软骨骨折、关节内游离体、创伤性骨关节炎等,以及软骨凹陷、断裂、分离、变薄、毛糙等关节软骨创伤细微改变均可在 MRI 上得到清晰的显示,从而达到早期诊断目的。

三、关节软骨病变 MR 成像序列

1. 自旋回波(SE)序列

自旋回波序列的 T_1WI、附加或未附加脂肪抑制的快速自旋回波 T_2WI 和质子密度加权成像(FSE-PD)序列作为常规序列。尽量选用脂肪抑制的 T_2WI 和 PDWI 自旋回波序列作为常规诊断软骨缺损的序列。

2. 脂肪抑制三维梯度回波序列(FS-3D 快速扰相梯度回波 GR)

脂肪抑制三维梯度回波序列是目前公认的显示关节软骨最佳的序列,其检查软骨缺损敏感度为 86%,特异度为 97%,63% 的病灶与关节镜分级一致。通过三维重建,多角度显示关节软骨病损的大小、位置和范围。

3. 反转回波序列

研究表明 IR700 序列在关节软骨缺损测量方面最精确。

4. 磁化传递对比(MTC)、平面回波(EPI)、扩散加权成像(DWI)

这些可以从不同侧面显示关节软骨和其他关节结构。其中 MTC 对关节软骨缺损显示准确;3D EPI 在保证图像质量基础上大大缩短了扫描时间,对一些急性创伤或不能长时间保持体位患者尤为重要;DWI 技术可以区别退变、创伤和急性炎症,更重要的是能发现常规 MRI 软骨信号尚未改变的更早期软骨病变。

四、关节软骨病变影像表现概述

1. 慢性关节软骨病变的 MRI 表现

(1) Ⅰ级软骨病变除 MRI 信号改变外还要结合平片表现,关节软骨表面光滑、缺损、变薄。Ⅱ级病变表现为软骨表面不光整及小缺损。Ⅲ~Ⅳ级病变表现为软骨缺损累及软骨全层,软骨变薄并伴有软骨下骨质、骨髓改变,关节面模糊、硬化,关节面下小囊变及关节间隙变窄,骨质增生、骨质疏松、滑膜增厚、关节积液等。

(2) 髌骨软骨病变:Ⅰ~Ⅱ级平片无恒定征象;Ⅲ~Ⅳ级可见关节间隙变窄,关节面下小囊变,软骨下骨质改变,关节面硬化、模糊。MRI 横断面、矢状面 T_1WI 和 T_2WI 显示为关节软骨变薄、中段缺失、表面不整、软骨下囊性缺损。

(3) 类风湿关节炎早期病变是滑膜病变,MRI 能清晰显示增生的滑膜和血管翳、软骨及骨的破坏、关节积液及周围韧带肌腱受累情况。表现为关节滑膜增厚,增强扫描时滑膜强化。滑膜病变、多发软骨小的侵蚀破坏、多骨广泛的骨髓水肿为 MRI 的主要表现,后期可见关节肿胀、骨质疏松、

关节面模糊、骨质增生。

2.运动创伤中关节软骨骨折的 MRI 表现

软骨骨折在 T_2WI 序列中呈高信号的关节软骨连续性中断并有软骨下缺损。缺损区呈 T_2WI 高信号。在 STIR 序列中骨折处骨髓内呈明显片状高信号,关节内大量积液。游离骨折块形态不规则,可游离在关节任何部位。T_2WI 序列主要观察软骨及软骨下骨缺损,STIR 主要观察骨折区骨髓内水肿及韧带水肿情况,快速梯度回波(FFE)序列中骨质呈低信号而软骨呈明显高信号,能明确骨与软骨成分,从而明确骨与软骨损伤诊断,同时可观察半月板的损伤情况,以利于临床进一步治疗。

3.运动创伤中关节软骨损伤的 MRI 评价

(1)软骨信号异常:T_2WI 上表现为条状及斑片状高信号,边界不清晰。

(2)软骨形态学变化:表现为软骨局限性变薄,骨软骨压迹,软骨局部不光滑、凹凸不平,软骨连续性中断、缺损、缺损伴关节内游离体。

(3)关节的其他结构损伤:①骨挫伤,表现为斑片状或地图样长 T_1、T_2 信号,边界不清,由骨髓水肿和出血所致。在 T_1WI 上显示最佳,呈低信号。②隐匿性骨折,表现为不规则走行线状 T_1WI/T_2WI 低信号。③交叉韧带、半月板、侧副韧带损伤。④不同程度关节积液。

第五章　前列腺疾病的影像诊断

第一节　前列腺增生

一、概述

前列腺增生又称良性前列腺肥大,常发生在移行区,基质增生是其主要病理特征,增生结节挤压其余腺体形成假包膜。前列腺增生可引起下尿路梗阻。

前列腺增生好发于老年人,患者夜尿次数增多、尿频、排尿困难是前列腺增生的常见症状,合并尿路感染、膀胱结石、肾功能损害时,出现与之相应的临床症状。

二、影像检查方法的选择

经腹或经直肠超声检查是临床常用的检查方法,CT、MRI对前列腺增生的判断同样具有优势。

三、影像学表现

(一)CT表现

1.平扫

前列腺体积增大,边缘光滑,与邻近组织器官分界清,外形可有分叶改变。增大的前列腺压迫尿道并突入膀胱,表现为膀胱内密度均匀或不均匀肿块。前列腺内可有小的囊样低密度区及钙化点。

2.增强扫描

增生的前列腺呈明显强化,若出现变性时,可表现为前列腺内不均匀低密度。

(二)MRI表现

前列腺体积增大,主要为中央区和移行区体积增大。在T_1WI上呈均匀低信号,在T_2WI上表现依据增生成分的不同而有所不同;若以腺体增生为主则表现为结节性高信号,若基质增生则表现为中等信号,周围区显示较高信号,受压变薄。增强扫描可出现中度以上的均匀强化,当发生囊变坏死时,囊变坏死区不强化。

四、鉴别诊断

前列腺增生最主要的是与前列腺癌相鉴别。前列腺癌常起源于前列腺外周带,前列腺癌患者前列腺特异性抗原(PSA)常呈阳性,并随病情加重有逐渐升高改变,这有助于二者的鉴别。

第二节　前列腺癌

一、概述

前列腺癌是老年人常见的恶性肿瘤，绝大多数是腺癌，少数为移行细胞癌、大导管内乳头状癌、内膜样癌、鳞状细胞癌。最常见发生部位为前列腺的外周带（占70%），少数可发生于前列腺的中心区。肿瘤早期局限在包膜内，晚期可突破包膜侵犯前列腺周围脂肪组织、精囊和邻近其他器官，远处骨转移以成骨性转移常见。

临床早期无症状，中晚期经肛检可触及前列腺结节，表面不规则，实验室检查前列腺特异性抗原（PSA）增高，肿瘤侵犯到膀胱和尿道时出现尿频、尿痛、血尿和排尿困难。

二、影像检查方法的选择

经直肠超声检查是临床诊断前列腺癌的常用检查方法，同时，在超声引导下穿刺活检，可大大提高诊断前列腺癌的准确性。对局限在包膜内的早期前列腺癌，CT的诊断率明显低于MRI，CT与MRI同样能够显示前列腺癌对邻近组织的侵犯、淋巴结转移和远处转移。

三、影像学表现

（一）CT表现

1. 早期

前列腺癌在平扫图像上较难显示，部分增强后表现为前列腺内局限性低密度区。当癌肿穿破包膜，向外生长时，表现为前列腺形态不规整，局部结节状突出。

2. 中晚期

前列腺癌可向邻近器官侵犯，癌肿可累及精囊和膀胱，膀胱精囊三角消失是肿瘤向外侵袭的重要征象。

前列腺癌常发生骨转移，表现以骨盆、椎体为主的多发成骨性转移。

（二）MRI表现

前列腺癌多发生于前列腺的外周带，早期呈结节性改变，在T_1WI上呈低或等信号，在T_2WI中表现为正常高信号外周带内的局部稍低信号；增强扫描癌结节呈轻度强化。癌肿可累及精囊和膀胱，MRI可明确显示膀胱精囊三角受累程度。前列腺癌常发生骨转移，表现为在骨盆、脊柱上的多发异常高或低信号。

四、鉴别诊断

前列腺癌主要与前列腺增生鉴别。前列腺增生多发生在中央叶，而前列腺癌多发生于外周部，CT较难鉴别，MRI上显示包膜完整性中断提示前列腺癌。

参 考 文 献

[1] 刘艳龙,伍强,崔岩.超声诊断与治疗[M].南昌:江西科学技术出版社,2019.
[2] 李晓艳,苏小勇,杨舟.实用超声诊断学[M].南昌:江西科学技术出版社,2019.
[3] 王磊,等.医学影像诊断学[M].天津:天津科学技术出版社,2019.
[4] 胡少平,等.现代医学影像诊断学[M].上海:上海交通大学出版社,2019.
[5] 王金锐,周翔.腹部超声诊断学[M].北京:人民卫生出版社,2019.
[6] 谢明星,田家玮.心脏超声诊断学[M].北京:人民卫生出版社,2019.
[7] 靳庆文,赵义厚,李登平.医学影像学[M].昆明:云南科技出版社,2019.
[8] 刘晓云,等.医学影像诊断基础与技巧[M].北京:中国纺织出版社有限公司,2019.
[9] 孟庆民,等.临床医学影像诊断技术[M].青岛:中国海洋大学出版社,2019.
[10] 黄旭东.实用医学影像诊断学[M].天津:天津科学技术出版社,2020.
[11] 李真真,等.新编医学影像学诊断应用[M].南昌:江西科学技术出版社,2020.
[12] 郭英,等.CT技术原理与操作技巧[M].北京:科学出版社,2019.
[13] 陈亮,马德晶,董景敏.实用临床MRI诊断图解[M].2版.北京:化学工业出版社,2019.
[14] 白雪琴,等.医学影像检查技术与诊断应用[M].长春:吉林大学出版社,2019.
[15] 杜广芬,等.医学影像诊断思维与临床实践[M].北京:科学技术文献出版社,2020.
[16] 吕洋,等.新编医学影像学诊断基础与临床[M].北京:科学技术文献出版社,2020.
[17] 程靖丹,等.现代医学影像技术与临床应用[M].长春:吉林科学技术出版社,2019.
[18] 钟守昌.现代医学影像成像原理及其临床应用[M].北京:清华大学出版社,2019.
[19] 陈懿,刘洪胜.基础医学影像学[M].武汉:武汉大学出版社,2018.
[20] 张卫萍,谢寰彤,甘泉.MRI技术与实验[M].镇江:江苏大学出版社,2018.